Das Handbuch für trockene Augen

- Behandlungsmöglichkeiten, praktische Tipps und persönliche Erfahrungen -

1. Auflage 2019
Copyright Tim Hoffmann

Impressum

Tim Hoffmann
Poststraße 8
27711 Osterholz-Scharmbeck

Kontakt

tim892002@googlemail.com
Facebook:
Gruppe:

Urheberrecht

Das Werk, einschließlich seiner Teile, ist urheberrechtlich geschützt. Jede Verwertung außerhalb der engen Grenzen des Urheberrechtsgesetzes ist ohne Zustimmung des Autors unzulässig. Dies gilt insbesondere für die elektronische Vervielfältigung, Übersetzung, Verbreitung und öffentliche Zugänglichmachung.

Produkthaftung

Alle Informationen in diesem Buch sind mit größter Sorgfalt gesammelt. da inhaltliche und sachliche Fehler dennoch nicht vollkommen ausgeschlossen werden können, erkläre ich, dass alle Angaben im Sinne der Produkthaftung ohne Garantie erfolgen und das ich als Autor keine Verantwortung für inhaltliche und sachliche Fehler übernehme. Ich freue mich dennoch über Kritik, Kommentare und Anregungen an meine oben genannte E-Mail-Adresse.

Hinweise zur Transparenz

Ich stehe in keinerlei persönlicher oder wirtschaftlicherVerbindung zu den Herstellern, der in diesem Buch erwähnte Produkte. Auch zu den genannten Kliniken und Ärzten habe ich keinerlei Verbindung außer, dass ich bei einigen in der Vergangenheit selbst Patient war.

Hinweise zu Quellenangaben

Zur leichteren Lesbarkeit werden die Quellen des Buches am Ende im Literaturverzeichnis angegeben.

Das Handbuch für trockene Augen

1. Vorwort

2. Der Tränenfilm

2.1 Aufbau des Tränenfilms

2.2 Störungen des Tränenfilms und deren Bedeutung für das Trockene Auge

2.2.1 Symptome eines gestörten Tränenfilms

2.2.2 Formen des trockenen Auges und Diagnose

3. Mögliche Ursachen für ein trockenes Auge

3.1 Allergien

3.2 Medikamente

3.3 Umweltfaktoren und andere schädliche Einflüsse auf den Tränenfilm

3.3.1 Bildschirmarbeit

3.3.2 Klimaanlagen und Heizung

3.3.3 Kontaktlinsen

3.3.4 UV-Licht, Ozon und Feinstaub

3.3.5 Konservierungsstoffe

3.3.6 Milben (Demodex)

3.3.7 Rauchen

3.3.8 Weitere mögliche Ursachen

3.3.9 Biologische / Altersbedingte Ursachen

4. Therapiemöglichkeiten beim trockenen Auge

4.1 Tränenersatzmittel

4.1.1 Augentropfen, -gele und -salben

4.1.2 Liposomale Augensprays

4.2 Lidkantenpflege und Wärmebehandlungen

4.2.1 Lidkantenpflege

4.2.2 Wärmebrillen

4.2.3 Sauna / Gesichtssauna

4.3 Antientzündliche Therapien

4.3.2 Antibiotika

4.3.4 Ciclosporin-A

4.3.5 Xiidra

4.3.6 Sekretagoga

4.3.7 Eigenserumaugentropfen

5. Innovative Behandlungsansätze

5.1 LipiFlow

5.2 MiBo Thermoflow

5.3 Intense Pulse Light (IPL)

5.4 Meibomdrüsen-Sondierung

5.5 Punctum Plugs (Tränenpunktstöpsel)

5.6 BlephEx

5.7 Meibomian Gland Expressoren (Mechanische Expression)

5.8 TrueTear Neurostimulator

6. Alternativmedizinische Behandlungsansätze

6.2 Akupunktur

6.3 Osteopathie

6.4 Homöopathie

6.5 Manukahonig

6.6 Acetylcystein

6.7 Kokosöl

7. Sonstige Behandlungsmethoden

7.1 Sklerallinsen

7.2 Speicheldrüsentransplantation

8. Meine „Daily Routine"

9. Ausblick

10. Anhang

10.2 Ärzteliste

10.3 Vordruck Blephasteam Wärmebrille

10.4 Literaturverzeichnis

1. Vorwort

Liebe Leserinnen und Leser,

das „Trockene Auge" ist eine Volkskrankheit. Nach einem Bericht der Pharmazeutischen Zeitung aus dem Jahr 2008 schätzt der Berufsverband der Augenärzte Deutschlands, dass jeder Fünfte augenärztliche Patient daran leidet. In Zahlen sind dies rund 12 Millionen Bundesbürger. Die Tendenz dürfte aufgrund der Lebensgewohnheiten in der westlichen Hemisphäre steigend sein.

Die Ursachen für diese Zahlen sind vielfältig. Bildschirmarbeit, klimatisierte Räume, Kontaktlinsen, Medikamente und hormonelle Veränderungen können den Tränenfilm „angreifen". Die Folge sind unter anderem gerötete, schmerzende, „müde" juckende oder brennende Augen. Die eigene Lebensqualität kann durch diese Symptome sehr stark beeinträchtigt werden.

Ich selbst kenne das Trockene Auge (medizinisch Sicca-Syndrom) als Betroffener nur allzu gut. Aus diesem Grund habe ich mich entschlossen meine eigenen Erfahrungen mit Ihnen zu teilen. Ich hoffe Ihnen mit diesem E-Book wertvolle Informationen, Anregungen sowie „Praxistips" zum Umgang mit dem Trockenen Auge geben zu können. Doch nun zunächst zu mir.

Ich bin 28 Jahre alt und arbeite im Büro. Meine Leidenszeit mit dem Trockenen Auge begann im Jahr 2011, während meiner Studiumszeit. In diesem Jahr hatte ich wiederholt mit einer Bindehautentzündung und mehreren „Gerstenkörnern" (chronische Entzündung einer Meibom-Drüse) an beiden Augen zu kämpfen.

Aufgrund dessen ging ich zum Augenarzt, um mich behandeln zu lassen. Dort war ich in meinem bisherigen Leben allenfalls gewesen, um meine Sehschärfe kontrollieren oder mir ein Brillenrezept ausstellen zu lassen. Ich trug zu dieser Zeit noch die meiste Zeit des Tages Kontaktlinsen, was nun schon allein durch die Schwellung der Augenlider nicht mehr möglich war. Auf die Frage, woher solche Augenentzündungen denn kommen erhielt ich vom Augenarzt Antworten, wie „Sowas kommt halt vor!" oder „Das ist halt Veranlagung!". Ich machte mir daher zunächst keine weiteren Gedanken über die Ursache der Augenentzündung.

Ich verließ die Praxis mit einem Rezept für eine antibiotische und eine antibiotikahaltige Augensalbe. Darüberhinaus wurden mir cortisonhaltige Augentropfen verschrieben. Weiterhin sollten Zeit und Geduld die Gerstenkörner verschwinden und die Lidränder abschwellen lassen. Eine anstehende Studienreise nach Krakau wollte und konnte ich in diesem Zustand nicht antreten.

Vier Wochen nach meinem Arztbesuch hatten sich meine Beschwerden tatsächlich deutlich verbessert. Die Bindehautentzündung war nicht mehr zu sehen, auch die beiden Gerstenkörner waren merklich zurückgegangen. Ich war sehr erleichtert, dass ich wieder einigermaßen gesund aussah. Die zwischenzeitlichen Fragen meiner Kommilitonen, was denn mit mir und meinen Augen los sei, hatten mein Nervenkostüm doch deutlich belastet.

Fürs erste schien ich mein „Augenproblem" also in den Griff bekommen zu haben. Im folgenden Jahr sollte sich jedoch herausstellen, dass dieser Eindruck trügerisch war. Mitte 2012 war ich aufgrund eines Gerstenkorns wieder in ärztlicher Behandlung. Gleichzeitig trat erneut eine Bindehautentzündung auf.

Häufige Bildschirmarbeit während meiner Ausbildung erschwerten die Probleme noch. Bereits nach kurzer Zeit vor dem Bildschirm fühlte ich mich sehr müde. Dieses Müdigkeitsgefühl breitete sich so weit aus, dass ich große Teile meines zweieinhalbwöchigen Sommerurlaubes mit Schlafen verbrachte.

Das Gerstenkorn und die Bindehautentzündung gingen unter Antibiotika und Cortison erneut zurück. Was blieb war jedoch das nervige Gefühl der Müdigkeit.

Erstmals begann ich nun selbst Ursachenforschung zu betreiben. Dabei fiel mir sofort ein, dass ich kurz vor dem erstmaligen Auftreten meiner Augenprobleme im Jahr 2011 eine Therapie mit dem Aknemedikament Isotretinoin beendet hatte. Da meine Akne Ende 2011 erneut auftrat nahm ich das Isotretinoin erneut für ein paar Monate.

Der Beipackzettel des Isotretinoins ließ mich hier sofort den Zusammenhang erkennen. Dort stand unter häufige Nebenwirkungen: Augenlidentzündung, Bindehautentzündung, Trockenes Auge, Augenreizung. Die Ursache meiner Augenprobleme war für mich nun geklärt, wenn auch weitere Auslöser nicht vollkommen ausgeschlossen sind.

Dennoch war ich wütend, wie stark sich die in meinen Ohren doch relativ harmlos und reversibel anhörenden Nebenwirkungen zu einem offensichtlich dauerhaften, die Lebensqualität stark einschränkenden, Problem entwickeln konnten. Zeitweise überlegte ich doch relativ naiv den Hersteller des Isotretinoins oder gar die behandelnden Hautärzte zu verklagen. Erst mit der Zeit sah ich ein, dass ich eher nach vorne blicken und einen eigenen Umgang mit meinem „Trockenen Auge" entwickeln musste.

Meine Augenärzte waren mit meinem sich manifestierenden und chronischen „Trockenen Auge" offensichtlich überfordert und zeigten mir außer Tränenersatzmitteln mit Hyaluronsäure keine alternativen Behandlungsmöglichkeiten auf und meinte „Sie müssen halt soviel Tropfen wie es geht".

Damit konnte und wollte ich mich nicht zufrieden geben und begann selbst stundenlang zu recherchieren. Erst nach einiger Zeit konnte ich in Erfahrungen bringen, dass Augentropfen mit Hylauronsäure bei der mir vorhandenen evaporativen Form (Störung der Fettschicht des Tränenfilms) des „Trockenen Auges" nicht das passende Tränenersatzmittel sind.

Erst durch meine eigenen Recherchen wurde ich auf die derzeit besten und effektivsten Behandlungsmethoden für das „Trockene Auge" aufmerksam. Ich lernte außerdem, dass ein „Trockenes Auge" durch unterschiedliche Störungen des Tränenfilms ausgelöst werden kann und das unbedingt geklärt werden muss, welche Form des „Trockenen Auges" vorliegt.

Mit diesem Buch möchte Ihnen einen praxisnahen Überblick über die verschiedenen Behandlungsmöglichkeiten des „Trockenen Auges" geben. Der Schwerpunkt liegt dabei auf den Behandlungsoptionen für die oben bereits angesprochene evaporative Form trockener Augen. Zu vielen dieser Therapieoptionen habe ich bereits eigene Erfahrung gesammelt. So kann ich zum Beispiel zur der bei der evaporativen Form des „Trockenen Auge" häufig notwendigen täglichen Lidkantenpflege einige wertvolle alltagstaugliche Tipps beisteuern. Auch möchte ich Ihnen mit dem vorliegenden Buch aufzeigen, dass wie eingeschränkt oder gar verzweifelt Sie sich wegen Ihrer Augen auch fühlen mögen, es Wege zur Erhöhung Ihrer Lebensqualität gibt. So beschäftigt sich auch die Wissenschaft mit der weiteren Erforschung des „Trockenen Auges" und es gibt bereits vielversprechende Ansätze für Patienten, die in spätestens in einigen Jahren marktreif werden könnten.

Schlussendlich sehe ich mich in der Pflicht darauf hinzuweisen, dass ich keine medizinische Ausbildung genossen habe und deshalb in diesem Buch auf seitenlange wissenschaftliche Darstellungen verzichte. Vielmehr verweise ich da, wo ich es für nötig erachte auf weitere Fachinformationen oder eigenen Möglichkeiten zur weiteren Recherche. Damit dürfte auch klar sein, dass das Buch Ihnen keine umfassende Diagnostik oder eine dauerhafte augenärztliche Beratung und Behandlung ersetzen kann.

Weiterhin bestehen meinerseits keine wirtschaftlichen Interessen hinsichtlich der Buch im vorgestellten Behandlungsmethoden und Ärzte.

Ich wünsche Ihnen nun eine angenehme Lektüre und viele hilfreiche Anregungen für Ihr trockenes Auge.

Tim Hoffmann

- Das Auge ist der Punkt, in welchem Seele und Körper sich vermischen. -

Christian Friedrich Hebbel
(1813 - 1863), deutscher Dramatiker und Lyrik

2. Der Tränenfilm

2.1 Aufbau des Tränenfilms

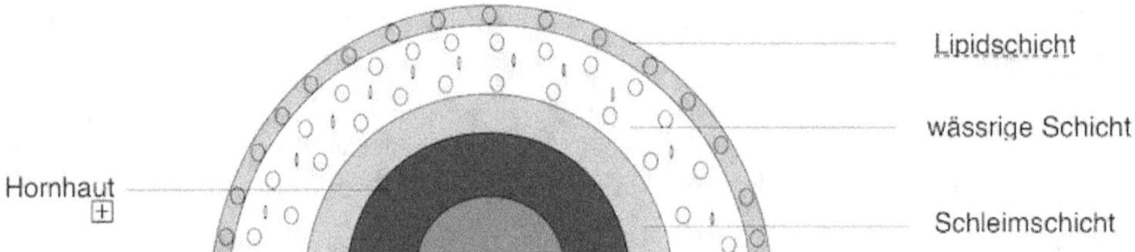

Abbildung 1: Die Schichten des Tränenfilms

Der Tränenfilm ist die von der Tränenflüssigkeit gebildete Flüssigkeitsschicht, die den vorderen Teil des Augapfels bedeckt. Der Tränenfilm der unter anderem zum Schutz der Hornhautoberfläche des Auges dient, besteht aus drei verschiedenen Schichten:

- äußere Schicht (Lipidschicht)
- mittlere Schicht (wässrige Schicht)
- innere Schicht (Muzin- oder Schleimschicht)

Die Schleimschicht wird von den Becherzellen der Bindehaut produziert und ermöglicht, dass die eigentlich wasserabweisende Hornhautoberfläche befeuchtet wird und sich die wässrige Schicht des Tränenfilms auf ihr ausbreiten kann. Sie fungiert weiterhin als Barriere gegen Krankheitserreger. Die Muzinschicht ist im Verhältnis zur wässrigen Schicht des Tränenfilms deutlich dünner.

Die wässrige Schicht wird aus der Tränendrüse gespeist, säubert die Hornhautoberfläche und schwemmt Fremdkörper aus. Gleichzeitig führt sie der Hornhaut Sauerstoff und Nährstoffe zu. Als mittlere Schicht des Tränenfilms ist sie die dickste der drei Tränenfilmschichten. Sie macht in etwa 90 % des gesamten Tränenfilms aus.

Die Lipidschicht als äußerste Schicht des Tränenfilms wird durch die Meibom-Drüsen gebildet. Hierbei handelt es sich um Talgdrüsen am Rand der Augenlider (ca. 60 Stück). Die Meibom-Drüsen geben ein öliges Sekret ab, welches ein Verdunsten und ein Überlaufen der Tränen verhindert. Jeder Lidschlag verteilt die Lipidschicht auf dem Tränenfilm. Sichtbar zeigt sich das eingedickte Sekret der Drüsen („Schlafsand") z.B. beim morgendlichen Aufwachen.

2.2 Störungen des Tränenfilms und deren Bedeutung für das Trockene Auge

2.2.1 Symptome eines gestörten Tränenfilms

Die Symptome eines gestörten Tränenfilms sind vielfältig, als da z.B. wären:

- Brennende Augen
- Müde bzw. schnell ermüdende Augen
- Sandkorngefühl am Auge
- Rötung des Auges oder des Lidrandes
- Schmerzen (so z.B. Druckschmerz) am Aug
- Juckreiz am Auge
- Lichtempfindlichkeit der Augen
- Trockenheitsgefühl der Augen
- Gefühl, dass die Lider am Auge kleben (insbesondere morgens)
- tränende Augen (z.B. bei Wind oder Bildschirmarbeit)
- verschwommenes Sehen
- Schwellungen der Lider
- Sekretabsonderungen am Augenrand
- Verkrustungen der Augenlider (insbesondere morgens)
- Kontaktlinsenunverträglichkeit
- Probleme mit den Augen bei der Bildschirmarbeit

Die Symptome sind sehr individuell und können nach Art und Intensität sehr stark differieren. Alles in allem können die Symptome den Alltag ungemein erschweren.

2.2.2 Formen des trockenen Auges und Diagnose

Das trockene Auge ist eine Benetzungsstörung der Augenoberfläche, die durch eine Verminderung der Tränenmenge oder durch eine verstärkte Verdunstung des Tränenfilms hervorgerufen wird. Das trockene Auge wird deshalb in eine hyposekretorische (mangelnde Tränenproduktion) und eine evaporative Form (verstärkte Verdunstung) unterteilt.

Neben diese beiden anerkannten Formen kann seltener auch die schleimige Muzinschicht gestört sein.

Sollte eins oder mehrere der oben genannten Symptome bei Ihnen vorliegen, empfiehlt es sich eine augenärztlich Untersuchung zu vereinbaren und den Hintergrund der Symptomatik dadurch klären zu lassen.

Zur Sicherung der Diagnose „Trockenes Auge" ist es von entscheidender Bedeutung, dass vor Beginn der Therapie vom Augenarzt festgestellt wird, welche der beiden Formen vorliegt.

Die evaporative Form des trockenen Auges kommt deutlich häufiger vor als die hyposekretorische Form. Aktuelle Forschungsergebnisse gehen davon aus, dass bei fast 80 % der Patienten die evaporative Form des trockenen Auges vorliegt. Es kommt auch vor, dass beide Formen des trockenen Auges gleichzeitig vorliegen bzw. sogar alle drei Schichten des Tränenfilms angegriffen sind.

Für eine umfassende Diagnostik und zur Bestimmung der Form des trockenen Auges stehen in den größeren Augenkliniken oder modernen Ärztezentren verschiedene Ansätze zur Verfügung:

- **TearLab**

Bei einem trockenen Auge steigt die Osmolarität der Tränenflüssigkeit, das heißt die Tränenflüssigkeit wird durch die Trockenheit salziger. Dies reizt Horn- und Bindehaut. Mit TearLab wird mit einer Einwegkrartte eine winzige Menge Tränenflüssigkeit vom Rand des Augenlids entnommen und in ein Lesegerät eingesetzt. Das Lesegerät misst die Osmolarität sekundenschnell aus. Bei normaler Osmolarität kann von einer hyposekretorischen Form des trockenen Auges ausgegangen werden. Eine erhöhte Osmolarität deutet auf die evaporative Form hin.

- **Meibographie**

Hierbei erfolgt eine Untersuchung der Funktion und Vitalität der Meibom-Drüsen mit Hilfe eines Hornhauttopographiegerätes (z.B. LipiView-Gerät). Durch die Untersuchung wird eine umfassende Analyse der Tränenfilmstörung möglich. So wird unter anderem die Zeit bis zum Aufriss des Tränenfilms (Break-Up-Time) bestimmt. Es kann festgestellt werden, welche Schicht des Tränenfilms gestört ist und infolgedessen die Form des trockenen Auges (hyposekretorisch oder evaporativ) bestimmt sowie eine zielgerichtete Therapie eingeleitet werden.

- **Schirmer-Test**

Der Schirmer-Test dient zur Messung der Menge der Tränenproduktion. Für die Untersuchung wird ein 5 mm breiter und 35 mm langer Streifen aus Lackmuspapier verwendet. Dieser wird häufig unter lokaler Betäubung (durch Augentropfen) für fünf Minuten in den Bindehautsack eingehängt. Das Lackmuspapier kommt während dieser Zeit mit der Tränenflüssigkeit in Verbindung. Die Menge an Tränenflüssigkeit lässt sich nach den fünf Minuten an einer Skala auf dem Lackmuspapier ablesen. Hierbei gilt ein Wert von unter 5 mm als pathologisch. Ab 10 mm gilt die Menge an Tränenflüssigkeit als normal. Werden die 10 mm erreicht, kann trotzdem noch eine Störung der unterschiedlichen Schichten des Tränenfilms so z.B. der Lipidschicht vorliegen, welche trotz objektiv ausreichender Tränenflüssigkeit zu den oben beschriebenen Symptomen führt.

3. Mögliche Ursachen für ein trockenes Auge

3.1 Allergien

Neben der hier beschriebenen Diagnostik sollte auch eine Überprüfung auf Allergien erfolgen. So kann z.B. das trockene Auge ein Symptom bei Heuschnupfen sein.

3.2 Medikamente

Bei der Einnahme von Medikamenten sollte geprüft werden, ob diese ein trockenes Auge auslösen können (Beipackzettel prüfen, den behandelnden Arzt fragen oder sich an den Hersteller wenden).

Ein gemeinhin bekanntes Medikament, das ein trockenes Auge auslösen kann ist

- **Isotretinoin:**

Isotretinoin wirkt bei systemischer Einnahme auch auf die Meibomdrüsen und damit auf den Lipidfilm der Tränenflüssigkeit.

Hierbei scheint eine ausgeprägte Keratinisierung (Verhornung) der Meibomdrüsen eine Rolle zu spielen.

Ich kann nur das Absetzen des Isotretinoins empfehlen, sofern Probleme auftreten sollten wie z.B. müde, brennende und gerötete Augen. Meines Erachtens ist dies ein klares Zeichen, dass das Präparat beginnt auch auf die Meibomdrüsen zu wirken.

Weitere Forschungsergebnisse sprechen sprechen davon, dass Isotretinoin zu einer reversiblen Atrophie (Gewebsschwund) der Meibomdrüsen, Verlust der Dichte der Drüsen in der Meibographie sowie verringertem Volumen und zunehmender Zähflüssigkeit der Lipide führt.

Bei mir selbst liegt eine solche zähflüssige Lipidschicht vor, sodass ich von Zeit zu Zeit Fäden von durchsichtigem Meibomsekret in meinen Augenwinkel habe. Es wird in diesem Zusammenhang von einer Meibomdrüsendysfunktion (kurz MDD oder im Englischen Meibomian-Gland-Dysfunction: MGD) gesprochen.

Weitere Medikamente, die ein trockenes Auge auslösen bzw. negativ beeinflussen können sind unter anderem:

- Betablocker (können als Nebenwirkung die Tränenproduktion unterdrücken)
- Antibabypille (das weibliche Hormon Östrogen kann die Tränenproduktion stören)
- Antidepressiva
- Antihistaminika
- Anticholinergika
- Diuretika
- Trihexyphenidyl
- Reserpin
- Neuroleptika

Diese Aufzählung ist nicht abschließend.

3.3 Umweltfaktoren und andere schädliche Einflüsse auf den Tränenfilm

3.3.1 Bildschirmarbeit

In der heutigen Zeit verbringen wir mehr und mehr Zeit vor dem Bildschirm. Wir arbeiten acht Stunden oder länger am PC. In den Pausen checken wir unsere Smartphones. Nach Feierabend geht es für uns vor den Fernseher oder wir nutzen unser Tablet. Die Überbeanspruchung der Augen durch Bildschirmarbeit kann den Tränenfilm stören und sogar nachhaltig schädigen.

Die Schädigung bei der Bildschirmarbeit betrifft die Lipidschicht des Tränenfilms. Durch das intensive und konzentrierte Blicken auf den Bildschirm reduziert sich der das Auge befeuchtende Lidschlag von 9,7 auf 4,3 mal pro Minute. Dies wiederum führt zu einer erhöhten Verdunstung des Tränenflüssigkeit.

Verschwommenes Sehen, gerötete und brennende Augen, sowie ein Fremdkörpergefühl am Auge können die Folge sein. Zu wenige Pausen bei der Bildschirmarbeit und damit Ruhephasen für die Augen verstärken diese Symptome noch.

Tipps zur Bildschirmarbeit:

- Regelmäßige Pausen zur Entlastung der Augen (wenigstens alle 30 Minuten für 3 - 5 Minuten ohne Nutzung anderer Bildschirmgeräte)

- bewusstes und regelmäßiges Blinzeln einbauen, um die Versorgung des Auges mit Tränenflüssigkeit zu gewährleisten (bei der Bildschirmarbeit kann sich die Lidschlagfrequenz von 10 - 15 Mal in der Minute auf nur 1 - 2 Mal pro Minute verringern)

- regelmäßiges Gähnen regt den Tränenflüssigkeit an

- Entspannung der Augen z.B. durch folgende Übungen:

Den Blick für ein paar Minuten in die Ferne schweifen lassen und dabei bewusst intensives Blinzeln einbauen.

Um Spannungsgefühle abzubauen: den Augapfel bei offenen Augen ca. eine Minute kreisen lassen, danach bei geschlossenen Augen jeweils auf das Ober- und Unterlid zwei Finger legen und mit zwei Fingern der anderen Hand locker auf die beiden Finger klopfen, ggf. mehrfach wiederholen

„Palmieren" der Hände (ca. 15 Sekunden beide Handinnenflächen aneinander reiben bis diese warm/heiß sind) und auf die geschlossenen Augenlider auflegen

Die Augenlider beider Augen (Ober- und Unterlid) bei geschlossenen Augen ca. eine Minute sanft von oben nach unten massieren (hierdurch werden die Meibomdrüsen und die Produktion der Tränenflüssigkeit angeregt)

- regelmäßig die passenden Augentropfen verwenden (wie du die richtigen Augentropfen findest beschreibe ich in Kapitel 4.1)

- Brille statt Kontaktlinsen tragen (näheres siehe Kapitel 3.3.3)

- ausreichend Trinken

- regelmäßig Lüften bzw. sofern möglich bei offenem Fenster arbeiten

- Optimierung des Bildschirmarbeitsplatzes:

Die richtige Entfernung zwischen Monitor und Auge beträgt zwischen 50 und 80 cm.

Aufgrund arbeitsrechtlicher Vorschriften sind Ihre Arbeitgeber verpflichtet die Sicherheits- und Gesundheitsbedingungen an den im Betrieb vorhandenen Bildschirmarbeitsplätzen zu ermitteln und zu beurteilen sowie geeignete Maßnahmen zur Einhaltung der arbeitsschutzrechtlichen Vorschriften einzuleiten, so hat der Arbeitgeber z.B. augenärztliche Vorsorgeuntersuchungen zu ermöglichen und er muss dafür sorgen, dass eine Entlastung von der Bildschirmarbeit durch regelmäßige Erholungszeiten oder andere Tätigkeiten als die am Bildschirm möglich wird.

Lassen Sie bei Probleme mit trockenen Augen unbedingt die Ergonomie am Bildschirmarbeitsplatz (so z.B. Entfernung zum Bildschirm, Kontrast und Lichteinstellungen des Bildschirms, Bildschirmhöhe und -Neigung, Lichtverhältnisse im Raum, Sitzhöhe) durch Ihren Betriebsarzt überprüfen um weiteren Belastungen für Ihre Augen vorzubeugen

- sollten die Augen bei der Bildschirmarbeit stark brennen oder sehr müde sein:

Zwei Teelöffel ins Eisfach legen, anfrieren lassen und anschließend auf die geschlossenen Augenlider legen **(Achtung: Lassen Sie die beiden Teelöffel nach dem Herausnehmen aus dem Eisfach ggf. etwas antauen, um Kälteverbrennungen zu vermeiden)**

Probieren Sie darüberhinaus so oft es möglich ist, z.B. in Ihrer Freizeit, auf die Nutzung von Bildschirmgeräten zu verzichten. Machen Sie alternativ lieber einen Spaziergang, treiben Sport oder hören Hörbuch.

3.3.2 Klimaanlagen und Heizung

Im Sommer laufen vielerorts auch in unseren gemäßigten Breiten Klimaanlagen. Egal, ob im Büro, im Zug, im Flugzeug, im Fitnessstudio oder im Supermarkt - Klimaanlagen sorgen häufig für ein zu trockenes Raumklima. Dies kann zu trockenen Augen führen bzw. ein durch andere Ursachen verursachtes trockenes Auge noch verstärken. Vor allem in Kombination mit Bildschirmarbeit können Klimaanlagen im Arbeitsalltag zu einer enormen Belastung führen. Einen ähnlichen Effekt wie die Klimaanlagen hat im Winter trockene Heizungsluft.

Es empfiehlt sich daher z.B. im Büro, sofern möglich, für ein gutes Raumklima zu sorgen und somit die Augen zu unterstützen. Folgende Dinge können helfen:

- Hygrometer aufstellen (ideale Luftfeuchtigkeit im Büro liegt zwischen 40 und 60 %
- Raumbefeuchter aufstellen oder eine Schale mit Wasser auf die Heizung stellen
- Mehrmals täglich Stoßlüften (insbesondere morgens)
- Zimmerpflanzen aufstellen (z.B. Zyperngras oder Papyruspflanzen)
- Sofern möglich Heizung oder Klimaanlage ausstellen

3.3.3 Kontaktlinsen

Häufig wird die Entstehung eines trockenen Auges durch das Tragen von Kontaktlinsen begünstigt. Studien belegen, dass ein trockenes Auge bei Kontaktlinsenträgern häufiger auftritt als bei Nichtkontaktlinsenträgern. Symptome des trockenen Auges treten bei ca. 50 % der Kontaktlinsenträger auf. Darüberhinaus besteht bei Kontaktlinsenträgern eine 12-mal höhere Wahrscheinlichkeit, dass bei ihnen ein trockenes Auge auftritt. Im Wesentlichen lassen sich hierfür drei Gründe vermuten.

Zum einen führt das Tragen von Kontaktlinsen zu einem Sauerstoffmangel an der Augenoberfläche, da ein Großteil der am Markt erhältlichen Kontaktlinsen eine verhältnismäßig geringe Sauerstoffdurchlässigkeit besitzt. Es empfiehlt sich daher bei der Anpassung von Kontaktlinsen unter anderem auf eine hohe Sauerstoffdurchlässigkeit zu achten.

Weiterhin führt das Tragen von Kontaktlinsen vielfach zu einer Dehydratisierung der Augenoberfläche, weshalb bei der Auswahl von Kontaktlinsen neben der Sauerstoffdurchlässigkeit auch auf den Wassergehalt der Linsen geachtet werden sollte. Hierbei ist zu beachten, dass sich bei trockenen Augen ein hoher Wasseranteil in den Kontaktlinsen negativ auswirkt.

Schlussendlich führt der mechanische Reiz durch die Kontaktlinsen häufig zu einer chronischen Irritation der Lidkante, infolgedessen die Meibomdrüsen geschädigt werden. Es zeigen sich durch das Kontaktlinsentragen insbesondere Verkürzungen der Meibomdrüsen an den Oberlidern. Diese Veränderungen nehmen mit der Dauer der Kontaktlinsenanwendung zu und können bis hin zu einer Dysfunktion der Meibomdrüsen führen.

Das Risiko, dass es zu den vorgenannten Veränderungen / Symptomen kommt wird durch eine tägliche Kontaktlinsentragedauer von über sechs Stunden deutlich erhöht.

Es erscheint daher in Bezug auf das trockene Auge und Kontaktlinsen folgendes sinnvoll:

- Sorgfalt bei der Auswahl der Kontaktlinsen (möglichst hohe Sauerstoffdurchlässigkeit, möglichst geringer Wassergehalt) —> Silikon-Hydrogel und harte Kontaktlinsen sind bei trockenen Augen in der Regel die beste Wahl (Augenarzt und Optiker sollten Sie in jedem Fall bei der Wahl Ihrer Kontaktlinsen beteiligen)

- Tägliche Tragedauer der Kontaktlinsen so gering wie möglich halten, um eine ausreichende Regeneration des Tränenfilms und der Lidkante zu ermöglichen

- Gönnen Sie Ihren Augen so oft wie möglich einen kompletten Tag ohne Kontaktlinsen und greifen Sie auf eine Brille zurück.

- Lassen Sie Ihre Augen mindestens im halbjährlichen Abstand vom Augenarzt auf Sehstärke, Trockenheit und Veränderungen an der Lidkante (Meibomdrüsen) überprüfen—> wenden Sie, sofern notwendig, nach Absprache mit Ihrem Augenarzt ggf. **die für sie passenden** Tränenersatzmittel an (die Basis für die Auswahl des richtigen Tränenersatzmittels ist immer die Feststellung, welche Komponenten des Tränenfilms gestört ist)

- Ignorieren Sie die Symptome des trockenen Auges beim Kontaktlinsentragen in keinem Fall, da dies zur vollkommenen Unverträglichkeit von Kontaktlinsen führen kann. Ein Warnzeichen für ein trockenes Auge kann z.B. sein, dass die Kontaktlinse bei der Entfernung stark am Auge klebt oder die Augen beim Tragen von Kontaktlinsen stark gerötet sind. Denken Sie bei diesen Symptomen des trockenen Auges über einen Verzicht auf Kontaktlinsenanwendung nach!

- Schlafen Sie in keinem Fall mit Kontaklinsen! Eine US-Studie hat herausgefunden, dass das Risiko einer Infektion durch Schlafen mit Kontaktlinsen, um das sechs- bis achtfache erhöht ist. Die Behandlung einer durch die Infektion hervorgerufen Hornhautentzündung kann langwierig werden und die Gabe von Antibiotika erforderlich machen.

Interessant ist ein neuer Forschungsansatz bei welchem ein Schmierstoff aus Schweinemägen als Gleitmittel für Kontaktlinsen getestet wurde. Dieser Ansatz dürfte in Zukunft ggf. für Kontaktlinsenträger mit gestörter Muzinschicht in Betracht kommen. Bis zur Marktreife sind aber noch einige Tests erforderlich.

3.3.4 UV-Licht, Ozon und Feinstaub

Die Auswirkungen von UV-Licht auf das trockene Auge bzw. UV-Licht als Auslöser für das trockene Auge ist umstritten.

Es empfiehlt sich aber bei starker Sonneneinstrahlung auf eine Sonnenbrille zurückzugreifen, um Reizungen bzw. Schädigungen am Auge zu vermeiden. So kann zu intensive Sonneneinstrahlung z.B.

eine Bindehautreizung hervorrufen. Die Gefahr einer solchen Reizung ist erhöht, wenn weitere Faktoren wie z.B. gechlortes Schwimmbadwasser oder Zugluft hinzutreten.

Bei der Wahl der Sonnenbrille sollte unter Hinzuziehung des Augenarztes oder Optikers auf die üblichen Qualitätsmerkmale geachtet werden (u.a, CE-Zeichen und Blendschutzkategorie). Bei sehr hoher UV-Einstrahlung z.B. auf oder am Wasser oder im Gebirge empfiehlt sich beim Tragen der Sonnenbrille die zusätzliche Verwendung eines Seitenschutzes.

Darüberhinaus gibt es Hinweise, dass eine hohe Ozonbelastung z.B. im Sommer den Tränenfilm schädigen kann. Zumindest im Laborversuch war der Tränenfilm bei hohen Ozonwerten nach fünf Minuten nur noch halb so stabil, wie vor der Ozon und UV-Einwirkung.

In Studien konnte nachgewiesen werden, dass Feinstaub einen negativen Einfluss auf die Bindehaut und die Zusammensetzung des Tränenfilms hat. So steht zu vermuten, dass Feinstaub im Zusammenspiel mit UV-Licht die Entstehung eines trockenen Auges begünstigen, wenn nicht sogar auslösen kann.

3.3.5 Konservierungsstoffe

Bei der Auswahl von Tränenersatzmitteln sollte nicht nur darauf geachtet werden, dass diese aufgrund der Diagnose (evaporatives oder hyposekretorisches trockenes Auge) erfolgt. Vielmehr sollte auch berücksichtigt werden, dass in Tränenersatzmitteln enthaltende Konservierungsmittel schädigend auf den Tränenfilm wirken können.

Als schädigend wurde in diesem Zusammenhang vor allem der Konservierungsstoff Benzalkoniumchlorid ausgemacht. Weitere verwendete Konservierungsmittel in Augentropfen, -Gelen und -salben sind z.B.:

- Cetrimid
- Chlorhexidin
- Chlorbutanol
- Purite
- Polyquad
- Polyhexanid
- Chlorhexidindigluconat
- Polidroniumchlorid
- Natriumperborat
- Oxychloro-komplex (Purite)

Ein trockenes Auge wird in der Regel die häufige Anwendung von Tränenersatzmitteln zur Folge haben. Sollten Sie also täglich Tränenersatzmittel benutzen, empfiehlt es sich bei der Auswahl der Augentropfen auf Konservierungsmittelfreiheit zu achten. Neuere Konservierungsstoffe wie z.B. Polyquad oder Purite gelten in diesem Zusammenhang in der Fachwelt zwar als weniger schädlich, jedoch liegen hierzu insgesamt noch keine ausreichenden Daten vor. Prof. Dr. med. Brewitt , anerkannter Experte für das trockene Auge empfiehlt, dass bei mehr als viermal täglicher Anwendung der Augentropfen in jedem Fall auf Konservierungsmittelfreiheit zu achten ist. Ich würde hier auf Nummer sicher gehen und bei einem trockenen Augen, dass täglich Tränenersatzmittel erfordert - egal wie häufig am Tag - einen konservierungsmittelfreien Augentropfen wählen. Dies gilt insbesondere auch für Augensalben, da diese häufig deutlich länger auf den Augen verweilen als Gele oder Tropfen.

Konservierungsmittel sind seit 1978 in allen Augentropfen vorgeschrieben, die länger als 24 Stunden angewendet werden. Dies bedeutet, dass Mehrdosisbehältnisse in der Regel immer ein Konservierungsmittel enthalten. Bei Einzeldosen können die Hersteller auf das Konservierungsmittel verzichten. Es empfiehlt sich daher - wenn der „richtige Augentropfen" gefunden ist - zu prüfen, in welchen Behältnissen der Hersteller seine Augentropfen anbietet. Bietet der Hersteller sowohl

Einzeldosen als auch Mehrfachdosisbehältnisse an, ist in der Regel davon auszugehen, dass dann die Mehrfachdosis Konservierungsmittel enthält und besser die Einzeldosen verwandt werden.

Lediglich einige wenige Hersteller haben bisher innovative Mehrdosisbehältnisse am Markt etabliert, die einen Verzicht auf Konservierungsmittel auch bei längerer Anwendungsdauer ermöglichen (so z.B. Ursapharm mit COMOD-Systems oder auch Theá Pharma mit dem ABAK- und S.F.T.-System).

Es empfiehlt sich daher - egal, ob bei Einzel- oder Mehrdosisbehältnissen - die Inhaltsstoffe anhand der Verpackung und dem Beipackzettel immer genau zu prüfen. Gegebenenfalls kann hier auch Google eine Hilfe sein.

Bei Unklarheiten hinsichtlich der Inhaltsstoffe von Augentropfen sollte mit dem behandelnden Augenarzt gesprochen werden. Leider zeigt meine Erfahrung, dass viele Augenärzte hinsichtlich der Konservierungsstoffe zu wenig Sorgfalt walten lassen, sodass es sich empfiehlt hier selbst Verantwortung zu übernehmen.

3.3.6 Milben (Demodex)

Demodexmilben sind Haarbalgmilben. Sie können unter Umständen Erkrankungen der Haut herbeiführen. Auch sind die Milben in der Lage eine Lidrandentzündung auszulösen und somit zur Entstehung sowie zur Manifestation des trockenen Auges bzw. anderer Augenerkrankungen beizutragen.

Demodexmilben werden zunächst in zwei Arten unterteilt: Demodex folliculorum und Demodex brevis. Erstere können eine vordere Lidrandentzündung (fachlich: anteriore Blepharitis) und letztere eine hintere Lidrandentzündung (fachlich: posteriore Blepharitis) auslösen. Wichtig hierbei ist zu wissen, dass eine gewisse Anzahl an Demodexmilben bei jedem Menschen vorkommt. Erst bei einer übermäßigen Anzahl kann es zu Erkrankungen der Haut oder der Augen kommen.

Die durch Demodex folliculorum ausgelöste anteriore Blepharitis ist gekennzeichnet durch einen Befall der Wimpern und Haarfollikels.

Bei der durch Demodex brevis ausgelösten posterioren Blepharitis zeigt sich ein Milbenbefall der Meibomdrüsen. Dies kann zu einer Verstopfung der Drüsenausgänge, Meibomdrüsendysfunktion und Schädigung der Lipidschicht des Tränenfilms führen. Demodexmilben können demnach auch Ursache für immer wiederkehrende Gerstenkörner sein.

Anfällig für eine Milbenausbreitung und Vermehrung sind insbesondere Menschen, die eine Rosacea haben und/oder immunsupressive Medikamente verwenden. Weitere Faktoren wie z.B. der Hauttyp, Sonneneinstrahlung, Rauchen, Alkohol und Stress können ebenfalls für eine erhöhte Anzahl an Demodexmilben sorgen.

Die Beschwerden bei einem übermäßigen Milbenbefall sind Brennen, Jucken, Fremdkörpergefühl, Verkrustungen und Rötungen im Lidrandbereich, sowie zylindrische Schuppen.

Ich empfehle jedem der unter Symptomen des trockenen Auges leidet einen übermäßigen Demodexbefall ausschließen zu lassen. Dies gilt insbesondere, da die Diagnostik relativ simpel ist.

Der behandelnde Augenarzt sollte zunächst die Lidränder mit einer Spaltlampe auf zylindrische Schuppen untersuchen. Besteht danach der Verdacht auf übermäßige Demodexbesiedlung weiter, wird eine mikroskopische Untersuchung von mehreren Wimpern empfohlen, um die Anzahl der Milben zu bestimmen.

Wirkungsvollste Behandlungsoption gegen Demodex ist Teebaumöl. Es wird die vierwöchige Anwendung von 50 % Teebaumöl zur Reinigung der Lidränder und eine Lidmassage mit 5 % Teebaumölsalbe empfohlen. Alternativ oder optional können die Reinigungsschäume „Navi blef" und TheraTears Sterilid Eyelid Cleanser, welche Teebaumöl enthalten, eingesetzt werden. Da unverdünntes Teebaumöl sehr reizend auf die Schleimhäute wirken kann, stellen verdünnte

Reinigungsschäume eine mildere Therapieform dar. Die Firma Theá Pharma bietet seit Kurzem auch spezielle Reinigungstücher mit Teebaumölextrakt gegen Demodex-Befall an. Weiterhin sollte die Therapie gegen Demodex auch mit einem Teebaumölshampoo für Haare und Gesichtshaut erfolgen.

Da Milben häufig zusammen mit Bakterien auftreten kann gegebenenfalls eine zusätzliche orale Therapie mit Antibiotika angezeigt sein.

Eine weitere neuartige und möglicherweise effektive Behandlungsoption bei Demodex stellt das Lidreinigungsgerät „BlephEx" dar (siehe Kapitel 5.6: https://youtu.be/lNQO_h6C1qE). Das Gerät entfernt nach Herstellerangaben Verkrustungen, bakterielle Ablagerungen sowie Hautschuppen und soll so Demodex die Nahrung entziehen.

3.3.7 Rauchen

Der schädliche Einfluss von Zigarettenrauch auf den Tränenfilm ist nachgewiesen und Bedarf meines Erachtens keiner weiteren Ausführungen. Rauchen kann damit die Entstehung eines trockenen Auges begünstigen, auch wenn mir bei meinen Recherchen zu diesem Buch kein Fall begegnet ist bei dem das trockene Auge einzig und allein durch Zigarettenrauch ausgelöst wurde

Bei trockenen Augen - egal, ob nun durch Lipidmangel oder fehlende wässriger Komponente verursacht - sollte am besten gar nicht oder nur so wenig wie möglich geraucht werden.

3.3.8 Weitere mögliche Ursachen

Es ist nicht möglich an dieser Stelle auf alle möglichen Ursachen für das trockene Auge einzugehen, weil dies den Rahmen des Buches sprengen würde. Ich möchte trotzdem beispielhaft zwei weitere mögliche Gründe nennen.

Erkrankungen:

Häufig tritt ein trockenes Auge auch als Begleitsymptom bei einer anderen Grunderkrankung auf so z.B.:

- Neurodermitis
- Diabetes
- allergische Bindehauterkrankungen
- andere immunologische Erkrankungen wie z.B. AIDS
- rheumatische Erkrankungen wie z.B. das Sjögren-Syndrom

Operationen

Beispielhaft kann hier von trockenen Augen als Folge einer Stammzellentransplantation berichtet werden (https://www.kmt-trockene-augen.de/Home.htm) Auch refraktive Chirugie oder operative Eingriffe wegen Grauen Stars können zu trockenen Augen führen.

3.3.9 Biologische / Altersbedingte Ursachen

Mit fortschreitendem Alter nimmt die natürliche Tränenfilmproduktion des Körpers immer weiter ab. Dadurch verändert sich auch die Zusammensetzung des Tränenfilms. Ältere Menschen leiden daher häufiger unter trockenen Augen als jüngere Menschen.

Hinzu treten bei älteren Menschen häufig Krankheiten wie z.B. Diabetes oder Rheuma, welche trockene Augen begünstigen.

Frauen sind von diesen altersbedingten Beschwerden häufiger betroffen als Männer, da der Körper mit den Wechseljahren die Produktion des weiblichen Sexualhormons Östrogen herabsetzt. Um die Beschwerden in den Wechseljahren wie z.B. Schweißausbrüche oder Hitzewallungen zu lindern wird ärztlicherseits gelegentlich eine Hormonersatztherapie verordnet. Diese kann als Nebenwirkung trockene Augen verursachen bzw. verschlimmern.

4. Therapiemöglichkeiten beim trockenen Auge

4.1 Tränenersatzmittel

4.1.1 Augentropfen, -gele und -salben

Die Verwendung von Tränenersatzmitteln, also Augentropfen, -gele und -salben, die den natürlichen Tränenfilm ergänzen bzw. ersetzen sollen, ist die anerkannte Basistherapie beim trockenen Auge. Alle weiterem in diesem Buch vorgestellten Behandlungsmöglichkeiten des trockenen Auges ergänzen üblicherweise die Therapie mit Tränenersatzmitteln.

Obwohl Tränenersatzmittel als Standard in der Therapie des trockenen Auges gelten gibt es keine großen, randomisierten klinischen Studien zur Wirksamkeit der künstlichen Tränen. Einer der wichtigsten positiven Effekte von Tränenersatzmitteln ist die Reduktion der Scherkräfte beim Blinzeln. Dadurch wird der mechanisch bedingte Entzündungsschub beim trockenen Auge reduziert. Darüberhinaus erhöhen Tränenersatzmittel die Stabilität des Tränenfilms. Unbegründet hingegen ist die Sorge, dass Tränenersatzmittel die natürliche Tränenproduktion unterdrücken könnten.

Die Auswahl der individuell passenden Tränenersatzmittel sollte auf Basis der diagnostizierten Tränenfilmstörung erfolgen. Es ist deshalb erneut zu betonen, wie wichtig es ist, dass der Augenarzt die Art der Tränenfilmstörung und damit die Art des trockenen Auges präzise bestimmt. Bei Verwendung der falschen Tränenersatzmittel (z.B. wässrige Tränenersatzmittel bei Störung der Lipidschicht) werden sich die Symptome des trockenen Auges mit großer Wahrscheinlichkeit nicht verbessern.

Unbedingt gilt es bei Auswahl des richtigen Tränenersatzmittels auch auf die Konservierungsmittelfreiheit zu achten (siehe Kapitel 3.3.5).

Störung der Lipidschicht (evaporatives trockenes Auge)	Störung der wässrigen Schicht (hypersekretorisches trockenes Auge)	Störung der Muzinschicht	Störung mehrerer Schichten des Tränenfilms
= lipidhaltige Augentropfen /- gele /-salben / -sprays	= wässrige Augentropfen /- gele /-salben	= schleimige Augentropfen /- gele /- salben	= Augentropfen /- gele / - salben mit kombinierten Wirkstoffen (Ergänzung von mehreren Schichten des Tränenfilms)
Wirkstoffe (Beispiele): • Paraffin • Rizinusöl • Perfluorohexyloctan • Omega 3-Fettsäuren • Ectoin • Trigylzeride • Phospholipide	Wirkstoffe (Beispiele): • Hylauronsäure • Polyvinalkohol (PVA) • Cellulose	Wirkstoffe (Beispiele): • Vitamin A • Carbomer • TS-Polysaccharid • Povidon (PVP) • Tamarindensamen • HP-Guar	Wirkstoffkombinationen (Beispiele): • Triglyzeride + Carbomere + Wasser • Rizinusöl + Glycerin + Cellulose • Povidon + Carbomer + Triglyzeride

Störung der Lipidschicht (evaporatives trockenes Auge)	Störung der wässrigen Schicht (hypersekretorisches trockenes Auge)	Störung der Muzinschicht	Störung mehrerer Schichten des Tränenfilms
Produkte (Beispiele):	Produkte (Beispiele):	Produkte (Beispiele):	Produkte (Beispiele):
• EvoTears • Systane Balance (enthält Konservierungsstoffe) • Artelac Lipds EDO • Optive Plus EDO • Remogen Omega 3 EDO • Visine Trockene Augen (enthält Konservierungsstoffe) • Cationorm SD sine • Artelac Complete EDO • Hylo-Protect • Vividrin Ectoin MDO • Retaine MGD (in Deutschland nur über das Internet z.B. aus den USA erhältlich) **Alternativ:** • liposomale Augensprays	• Hylo-Fresh • Hyabak • Hylo-Vision sine EDO • Gen Teal • Hylo-Comod • Hylo-Care • Hylo-Gel • Hya-Ophtal System • Artelac Splash MDO • Hylo-Gel sine EDO • Hylan EDO • CELLUFRESH • Vismed EDO • Siccaprotect (enthält Konservierungsstoffe) • Bepanthen Augentropfen	• Visine Intensive EDO (derzeit leider nicht lieferbar) • Vidisept EDO • Liposic EDO • Thilo-Tears SE • Corneregel EDO • VitA-Pos • OLEOvital Augensalbe (nur in Österreich erhältlich) • Siccapos Gel (enthält Konservierungsstoffe) • Vitagel (enthält Konservierungsstoffe) • Visine Müde Augen (Sensitive) • Systane Hydration (enthält Konservierungsstoffe)	• Remogen Omega 3 EDO • Optive Plus UD • Artelac Lipids EDO • Visine Trockene Augen • Cationorm SD sine • Artelac Complete EDO • Thealoz Duo UD • Artelac Rebalance EDO

Die vorstehende Tabelle soll zeigen, welche Tränenersatzmittel (es sind nur beispielhaft einige Produkte aufgeführt; es gibt viele weitere) bei welcher Tränenfilmstörung angewendet werden können und welche Wirkstoffe häufig in den Produkten enthalten sind. Da das trockene Auge eine höchst individuelle Erkrankung ist, kann die Tabelle lediglich eine Orientierung bei der Auswahl des „richtigen" Tränenersatzmittels geben.

So mag es zum Beispiel dem einen helfen bei der Störung der Muzinschicht Augengele mit Carbomeren zu verwenden, jemand anderem mit einer Störung der Muzinschicht aber nicht. Genau gut kann es sein, dass die Carbomere jemanden mit einer Störung der wässrigen Schicht helfen, obwohl sie eigentlich von ihrer Struktur her eher dem Muzin ähneln. Ich will sagen: „Probieren Sie aus, was Ihnen hilft!" und testen Sie auch mal etwas, was auf den ersten Blick nicht zu ihrem trockenen Auge passt. Gerade der Wirkstoff Carbomer kann bei allen drei Tränenfilmstörungen Linderung verschaffen, genau wie einige der Tränenersatzmittel mit kombinierten Wirkstoffen.

Neben der Unterscheidung, welche Wirkstoffe der künstlichen Tränen bei welcher Tränenfilmstörung helfen, lassen sich Tränenersatzmittel auch nach ihrer Zähflüssigkeit (=Viskosität) unterscheiden. Hieraus wurden folgende Empfehlungen des Berufsverbandes deutscher Augenärzte zur Verwendung von Tränenersatzmitteln abgeleitet:

Stadium I (milde Form des trockenen Auges)	Stadium II a (leichte Form des trockenen Auges)	Stadium II b (mittelschwere Form des trockenen Auges)	Stadium III (schwere Form des trockenen Auges)
• Tropfhäufigkeit: bis 4 x täglich	• Tropfhäufigkeit: mehr als 4 x täglich	• Tropfhäufigkeit: mehr als 4 x täglich	• Tropfhäufigkeit: mehr als 4 x täglich
• Art der Tropfen: niedrig viskose Tropfen mit PVA und PVP oder 0,1 % Hylauronsäure	• Art der Tropfen: konservierungsmittelfreie niedrig viskose Tropfen mit PVA und PVP oder 0,1 % Hylauronsäure oder niedrig viskose Cellulose-Präparate	• Art der Tropfen: konservierungsmittelfreie höher viskose Cellulose-Präparate oder Augengele mit Carbomer oder 0,3 % Hylauronsäure	• Art der Tropfen: konservierungsmittelfreie Augengele mit Carbomer kombiniert mit PVA und PVP, 0,3 Hylauronsäure oder Ciclosporin-A-Augentropfen

Auch diese Darstellung kann eine weitere Orientierung bei der Auswahl des passenden Tränenersatzmittels geben. Störend ist allerdings, dass der Berufsverband der deutschen Augenärzte hierbei nur nach der Schwere des trockenen Auges nicht aber nach Art der Tränenfilmstörung unterschieden hat. Dies hat zur Folge, dass z.B. lipidhaltige Tropfen gar nicht benannt werden.

Wichtig ist neben der Auswahl des passenden Tränenersatzmittels auch die Art der Anwendung der Tränenersatzmittel. Es ist unbedingt wichtig, dass die Auge nach dem Einträufeln zwei bis drei Minuten geschlossen werden, um eine ausreichende Verteilung des Tränenersatzmittels auf den Augen zu ermöglichen (Beispielvideo: https://youtu.be/PRjfGpejkhU).

Die Anwendung von Augengelen und -salben bietet sich zur Nacht an, da diese die Sicht kurzzeitig verschleiern können. Gerade aber bei schweren Formen des trockenen Auges kann es aber Linderung verschaffen, wenn auch tagsüber Gele oder Salben ergänzend verwendet werden. Viele Betroffene empfinden in diesem Zusammenhang dexpanthenolhaltige Gele wie z.B. Corneregel EDO oder auch Augensalben wie VitaA-Pos und Bepanthen Augensalbe (diese Salben enthalten allerdings Wollwachs, welches im Verdacht die Funktion der Meibomdrüsen zu beeinträchtigen; also bei gestörter Lipidschicht besser nicht verwenden) als lindernd, wenn diese auch nicht speziell die jeweils gestörte Tränenschicht ersetzen.

Bei geröteten, gereizten und brennenden Augen können bei allen Tränenfilmstörungen Tränenersatzmittel aus der Alternativmedizin mit Euphrasia (Augentrost) unterstützend wirken. Hier stehen z.B. die konservierungsmittelfreien Augentropfen HYLO Fresh oder WALA Euphrasia Augentropfen zur Verfügung.

In jüngster Zeit habe ich einige Berichte von Betroffenen gelesen, die mit Heparin Augentropfen, (z.B. HYLO Parin), unabhängig von der Art der Tränenfilmstörung, gute Erfahrungen gesammelt haben.

Sollte neben dem trockenen Auge gleichzeitig eine (chronische) Lidrandentzündung bestehen, hat sich die Anwendung von Posiformin Augensalbe zur Nacht als hilfreich erwiesen. Bei gestörter Lipidschicht ist allerdings auch hier Vorsicht geboten, da die Salbe Wollwachs enthält (siehe oben Hinweis zur Bepanthen Augensalbe).

Aufgrund der komplexen Zusammensetzung des Tränenfilms ist es jedoch keine einfache Aufgabe diesen in Form von Tränenersatzmitteln exakt nachzubauen. Die derzeitigen Tränenersatzmitteln können das trockene Auge lindern und sind daher in der Therapie des trockenen Auges unverzichtbar. Zur Kehrseite der Medaille gehört aber, dass es „den" perfekten Nachbau des Tränenfilms bisher nicht gibt. Am ehesten kommt hier noch das bei schweren Fällen des trockenen Auges angewandte Eigenblutserum (siehe Kapitel 4.3.7) in Betracht.

Mein Erfahrung / Einschätzung:

Die passenden Tränenersatzmittel zu finden stellt meiner Meinung nach eine der schwierigsten Herausforderungen beim Management des trockenen Auges dar. Ich habe über drei Jahre lang verschiedenste Gele, Salben und Tropfen probiert. Dabei brauchte ich viel Geduld. Es hat sich aber gelohnt diese Zeit zu investieren. Mittlerweile habe sich die Symptome meines trockenen Auges deutlich gemildert. Ich mache hierfür unter anderem auch die Auswahl der für mich passenden Tränenersatzmittel verantwortlich. Ich nutze Remogen Omega 3 EDO und Hylo-Protect im Wechsel, da es sich bei meinem trockenen Auge um eine Mischform aus evaporativem und hyposekretorischem trockenem Auge handelt. Mehr hierzu in Kapitel 8.

Kosten der Behandlung:

Die Kosten für Tränenersatzmittel werden von der gesetzlichen Krankenversicherung (außer in Ausnahmefällen wie z.B. dem Sjögren-Syndrom) nicht übernommen. Dies ist insofern vollkommen unverständlich, da es sich um die Basistherapie beim trockenen Auge handelt. Es lässt sich hieran erkennen, dass die Krankenkassen das trockene Auge immer noch als eine Art Befindlichkeitsstörung betrachten, welches für sie nicht den Stellenwert einer Erkrankung hat. So kommen auf die Betroffenen über die Jahre neben den Einschränkungen durch die Erkrankung erhebliche Kosten für Tränenersatzmittel zu.

Die meisten privaten Krankenversicherungen hingegen beteiligen sich zumindest zur Hälfte an den Kosten für Tränenersatzmittel unter Vorlage einer ärztlichen Verordnung.

Wer bietet die Behandlung unter anderem an?

Die Frage erübrigt sich an dieser Stelle. Tränenersatzmittel dürften bei einem trockenen Auge für jeden Augenarzt das erste Mittel der Wahl sein. Fragen Sie Ihren Augenarzt in jedem Fall auf welcher Grundlage (Störung des Tränenfilms) er Ihnen bestimmte Tränenersatzmittel empfiehlt.

Weiterführende Informationen:

https://www.deutsche-apotheker-zeitung.de/daz-az/2014/daz-3-2014/entscheidungshilfen-fuer-die-therapie-des-trockenen-auges (Artikel aus der Deutschen Apotheker Zeitung über die Auswahl der passenden Tränenersatzmittel)
http://www.tearfilm.org/dewsreport_German/pdfs/Management%20und%20Therapie%20des%20Trockenen%20Auges.pdf (mittlerweile teilweise veraltete wissenschaftliche Darstellung über die Möglichkeiten der Therapie mit Tränenersatzmitteln)

4.1.2 Liposomale Augensprays

Zur Verwendung lipidhaltiger Tränenersatzmittel gibt es mit liposomalen Augensprays seit einiger Zeit eine leicht anwendbare Alternative bei hyperevaporativen trockenen Augen.

Das Augenspray führt Lipide zu, die bei gestörter Lipidschicht nicht ausreichend vorhanden sind. So wird eine zu schnelle Verdunstung der wässrigen und schleimigen Tränenfilmschicht verhindert.

Das Augenspray wird auf das geschlossene Lid gesprüht. Über die Lidkante gelangen die Liposomen (vereinfacht gesagt handelt es sich hierbei um Transportmoleküle) auf den Tränenfilm und setzen dort Lipide frei. In viele Augensprays wird der Stoff Sojalecithin als Liposom genutzt. Sojalecithin wird auch in der Lebensmittel- , Futter und Kosmetikindustrie eingesetzt (so z.B. in Schokolade, Backwaren oder Haarwaschmitteln).

Im Allgemeinen werden Liposomen entzündungshemmende Eigenschaften zugeschrieben. Augenentzündungen (Hinweis: Vielfach liegt bei einem trockenen Auge gleichzeitig eine chronische Augenentzündung vor, dies erklärt unter anderem, weshalb liposomale Augensprays häufig eine zumindest kurzzeitige Linderung der Beschwerden beim trockenen Auge erreichen kann) und damit verbundene Schmerzen werden durch sie reduziert.

Studien belegen die Wirksamkeit von liposomalen Augensprays bei einem hyperevaporativem trockenen Auge und die Überlegenheit gegenüber Tränenersatzmitteln mit wässriger Komponente bei dieser Form des trockenen Auges. So wurde unter Anwendung des Augensprays die Tränenfilmaufrisszeit signifikant verbessert und Entzündungen des Lidrandes gingen zurück (, was liposomale Augensprays auch als Begleittherapie bei einer Blepharitis interessant macht).

Ähnlich wie bei Tränenersatzmitteln ist bei häufiger Anwendung des Sprays auf Konservierungsmittelfreiheit zu achten.

Die Anwendung der Sprays ist simpel. Es wird bei geschlossenen Augen aus einer Entfernung von etwa 10 cm mit 1-2 Sprühstößen auf beide Augen gesprüht. Im Allgemeinen empfehlen viele Hersteller eine Anwendung von 3 - 4 am Tag. Die meisten Sprays können jedoch bedenkenlos öfters angewendet werden, sofern sie keine Konservierungsstoffe enthalten. Sollte das Spray nach dem Auftragen nicht vollständig in die Haut einziehen empfiehlt es sich dieses vorsichtig um die Augen zu verreiben und nicht abzuwaschen. Die Inhaltsstoffe der Sprays dienen auch zur Lid- und Augenhautpflege.

Besonders für Kontaktlinsenträger, Bildschirmarbeiter und ältere Menschen stellen die liposomalen Augensprays eine komfortable Ergänzung zu herkömmlichen lipidhaltigen Tränenersatzmitteln dar.

Beispiele für liposomale Augensprays sind:

- Tears Again
- Tears Again Sensitive (mit Dexpanthenol und ohne Konservierungsstoffe)
- Optrex
- LipoNit
- Ocuvers Spray (mit Euphrasia)
- Eye Rain

Meine Erfahrung/Einschätzung:

Meine Erfahrungen mit liposomalen Augensprays sind durchaus positiv. Ich nutze bisher häufig das Tears Again Sensitive und plane demnächst einmal Ocuvers Spray mit Euphrasia auszutesten.

Gerade vor oder während der Bildschirmarbeit ist die kühlende Anwendung des Sprays eine Wohltat. Insbesondere das Brennen meiner trockenen Augen wird dadurch gemildert. Für den Büroalltag ist die Anwendung sehr praktisch. Einfach kurz Sprayen und weiter arbeiten. Insgesamt bei hyperevaporativen trockenen Auge eine gute Ergänzung zu lipidhaltigen Augentropfen.

Kosten der Behandlung:

Eine Flasche liposomales Augenspray schlägt je nach Hersteller mit etwa 10,00 € zu Buche. Die Kosten werden von der gesetzlichen Krankenversicherung nicht übernommen. Bei entsprechender ärztlicher Verordnung beteiligen sich einige private Krankenversicherungen je nach Versicherungsbedingungen.

Wer bietet die Behandlung mit liposomalen Augensprays unter anderem an?

Jedem Augenarzt sollten die Vorteile von liposomalen Augensprays beim hyperevaporativen trockenen Augen bekannt sein.

Weiterführende Informationen:

https://www.thieme-connect.com/products/ejournals/abstract/10.1055/s-2004-813715
(Wissenschaftliche Studie: Ein neues Therapiekonzept zur Behandlung des Trockenen Auges - die Verwendung von Phospholipid-Liposomen von S. Lee, S. Dausch, G. Maierhofer, D. Dausch)

4.2 Lidkantenpflege und Wärmebehandlungen

4.2.1 Lidkantenpflege

Dem evaporativem trockenen Auge liegt, wie bereits mehrfach erwähnt, in der Regel eine Dysfunktion der Meibomdrüsen zu Grunde. Diese führt dazu, dass die Lipidschicht des Auges gestört ist.

Die Basistherapie zur Anregung der Lipidproduktion besteht dann in der Erwärmung, Massage und Reinigung der Meibomdrüsen (dieser gesamte Vorgang wird als Lidkantenpflege bezeichnet), welche sich an den Lidränder des Auges befinden. Neben der Sekretionsanregung der Meibomdrüsen hilft die Basistherapie dabei Verkrustungen und Schuppen an den Lidränder zu lösen. Insbesondere die Reinigung der Lidränder senkt das Risiko einer zusätzlichen bakteriellen Infektion, welche häufig eine Lidrandentzündung zur Folge hat.

Allgemein wird empfohlen die Lidkantenpflege dauerhaft selbständig zweimal täglich, morgens und abends, in den eigenen vier Wänden durchzuführen.

Anwendungsbeispiele:

https://m.youtube.com/watch?v=2TOmc4j-0nl
https://m.youtube.com/watch?v=EQlTn54uLz0
http://www.kmt-trockene-augen.de/Meibom_Dr.ue.sen-Blepharitis.htm

Für die Erwärmung der Lidränder können in Wasser getauchte heiße Kompressen (z.B. mit dem Waschlappen), Wärmebrillen / - masken (siehe Kapitel 4.2.2) oder eine Gesichtssauna eingesetzt werden. Heiße Kompressen sollten für eine Dauer von 5 - 15 Minuten auf beide Augen gelegt werden. Es ist darauf zu achten, dass die Kompressen möglichst heiß sind (mindestens 39 Grad), jedoch nur so heiß, dass es erträglich ist und zu keine Verbrennungen der Haut entstehen. Wichtig ist auch, dass die Hitze konstant über die gesamte Zeit einwirken. Dies ist bei heißen Kompressen schwierig, sodass ich die Anwendung einer Wärmebrille oder -Maske empfehle. Einen weiteren Tipp wie Sie die Erwärmung noch durchführen können erhalten Sie in Kapitel 5. Egal ob, heiße Kompressen oder Wärmemaske, die Lidränder beider Augen sollten bei der Wärmeanwendung bedeckt sein. Gleiches gilt bei der Anwendung einer Gesichtssauna oder der Nutzung einer Wärmebrille (hier ist die Temperatur in der Regel ab Werk eingestellt) / -maske.

Nach der Wärmeanwendung sollte unmittelbar die Lidrandmassage erfolgen. Für die Massage eignen sich Wattestäbchen (für jedes Auge ein neues Wattestäbchen verwenden!)oder die eigenen Fingerkuppen. Massiert werden sollte über die gesamte Breite des Lides immer **mit leichten Druck** in Richtung der Wimpern, dass heißt am Oberlid nach unten und am Unterlid nach oben. Durch diese Prozedur wird das fetthaltige Sekret der Meibomdrüsen aus den Ausführungsgängen der Meibomdrüsen herausgedrückt.

Zur Reinigung der Lidkante stehen verschiedene Optionen zur Verfügung. Zunächst sollte man sich entscheiden, ob man die Reinigung mit dem Wattestäbchen oder Wattepads durchführen möchte. Ich persönlich finde die Anwendung von Wattepads angenehmer. Befeuchtet werden können diese klassischerweise mit:

• abgekochtem lauwarmen Wasser
• mit Wasser verdünntem Babyshampoo (Babyshampoo brennt nicht in den Augen)
• Natrium-Bikarbonat-Lösung

Ich empfehle jedoch auf spezielle Reinigungslösungen zurückzugreifen. Mein Favorit ist **Ilast Hydraclean**. Dieses Gel zur Reinigung erkrankter Augenlider enthält keinen Alkohol oder Konservierungsstoffe. Wichtigste Inhaltsstoffe sind Hylauronsäure und Allantoin, die im Zusammenspiel regenerierend, feuchtigkeitsspendend und hautberuhigend wirken. Die Anwendung an den Lidern ist kühlend und erfrischend zu gleich.

Ein kleiner Tipp: Geben Sie im Laufe des Tages, wenn Ihre Augen sich mal wieder sehr trocken anfühlen oder brennen, eine großzügige Menge Ilast Hydraclean auf ein Wattestäbchen und dann auf die Augenlider. Dies hat einen sehr wohltuenden und beruhigenden Effekt auf die Augen.

Falls Sie mit Ilast Hydraclean nicht zufrieden sein sollten, gibt es weitere Reinigungslösungen, die sie versuchen können, so z.B.:

- Blephasol Duo
- BlephaCura
- Blephagel
- Similasan Blepha Cura Liquid (nur in der Schweiz erhältlich)

Darüberhinaus gibt es die Möglichkeit fertige Reinigungstücher zur einmaligen Anwendung zu nutzen. Beispiele hierfür:

- Blephaclean
- Ilast Wipes
- Supranettes
- Blepha-Stulln
- Lidofta
- Systane LID-CARE Augenreinigungspads
- Ophtaxia Lingettes (nur im Ausland erhältlich)

Zum Teil wird zu, Abschluss der Lidkantenreinigung noch ein sogenanntes Augenkneipen empfohlen. Hierzu kaltes Wasser für mindestens eine Minute über beide Augen laufen lassen. Zum einen wird die Kälte angenehm kühlend auf die Augen, zum anderen soll der Kältereiz die nun offenen Meibomdrüsen anregen mehr Sekret zu produzieren.

Die Lidkantenreinigung muss beim evaporativen trockenen Auge zu Ihrer täglichen Routine werden und stellt neben dem Einsatz von Tränenersatzmitteln die Basistherapie bei dieser Form des trockenen Auges dar. Eine Unterbrechung der Routine führt in den meisten Fällen sofort wieder zu Verschlechterungen. Ab Beginn der Lidrandhygiene dauert es ca. 4 - 6 Wochen bis diese zu wirken beginnt.

Neben der zweimal täglichen Lidkantenreinigung empfehle ich für tagsüber:

- so oft wie möglich sanfte Lidmassage mit sauberen Fingern (dies regt die Meibomdrüsen an und drückt das Sekret aus den Drüsen) durchführen, insbesondere bei der Bildschirmarbeit; ggf. eignet sich hierfür auch die Eyepeace Lid-Massagehilfe von Optima, welche ich noch nicht getestet habe (http://www.eyepeace.de und https://www.youtube.com/watch?v=YYqgSOZyMpk). Warme Becher (z.B. mit Tee oder Kaffee gefüllt) einfach mal zwischendurch an die Augenlider halten, so verflüssigt sich zwischendurch immer mal wieder das Meibomsekret

Wer aufgrund der täglichen Lidkantenreinigung Probleme mit trockener Haut im Augenbereich bekommt, dem kann ich folgende feuchtigkeitsspendende Cremes empfehlen:

- Ilast Care
- La Roche-Posay Toleriane Ultra und Toleriane Ultra

Reines Mandelöl hat ebenfalls einen pflegenden und feuchtigkeitsspendende Effekt. Darüberhinaus kann das Öl helfen Augenringe zu reduzieren.

Meine Erfahrung/Einschätzung:

Lidkantenpflege ist bei einem evaporativen trockenen Auge der Goldstandard. In der Regel sind bei dieser Form des trockenen Auges die Meibomdrüsen gestört. Die Störung führt zu verstopften Drüsen. Das Sekret muss gelöst werden, um ein Absterben bzw. eine Vernarbung mit einhergehender Funktionslosigkeit der Drüsen zu verhindern.

Es ist daher bei dieser Form des trockenen Auges von absolut entscheidender Bedeutung mindestens zweimal täglich Lidkantenpflege durchzuführen und diese Routine, sofern notwendig, über Jahre fortzuführen. Alle weiteren in diesem Buch genannten

Therapiemöglichkeiten (auch die Verwendung von Augentropfen) sind lediglich als Ergänzung und zur weiteren Verbesserung der Beschwerden zu sehen.

Für mehr Komfort bei der zeitintensiven Lidkantenpflege empfehle ich eine Wärmebrille zu nutzen (näheres hierzu im folgenden Kapitel 4.2.2 und Kapitel 8). Sofern es vertragen wird und nicht zur Reizung der Lidränder und des Auges führt, empfehle ich die Wärmeanwendung bei der Lidkantenpflege, egal ob nun mit Wärmebrille oder heißen Kompressen durchgeführt, auf 20 min. zu verlängern.

Bei einem hyposekretorischen trockenen Auge ist Lidkantenpflege hingegen häufig so gut wie wirkungslos (dennoch ist die Therapie auch bei dieser Form des trockenen Auges einen Versuch wert, da häufig unerkannt vom Augenarzt eine Mischform aus Wasser-und Lipidmangel vorliegen kann).

Kosten der Behandlung:

Die Behandlung erfolgt zuhause in Eigenregie z.B. mit einem in heißem Wasser erhitzten Waschlappen. Es Fällen daher keine besondern Kosten an, es sei denn Sie entscheiden sich für eine Wärmebrille (Kosten siehe nachfolgendes Kapitel 4.2.2).

Wer bietet die Behandlung mit Lidkantenpflege unter anderem an?

Jeder Augenarzt in Deutschland sollte in der Lage sein diese Behandlung zu empfehlen, sofern eine gestörte Lipidschicht die Ursache des trockenen Auges ist. Leider höre ich immer wieder von Fällen, wo diese Empfehlung unterbleibt.

4.2.2 Wärmebrillen

Zur Verbesserung und Stärkung der Lipidschicht des Tränenfilms stehen verschiedene Wärmebrillen unterschiedlicher Hersteller zur Verfügung. Sie lösen nach deren Angaben vor allem Sekretstau in den Meibomdrüsen, sorgen so für eine verbesserte Tränenfilmstabilität und stellen damit eine weitere Behandlungsmöglichkeit bei einem evaporativen trockenen Auge da.

Blephasteam:

Die Blephasteam-Wärmebrille der Firma Thea Pharma sorgt für eine kombinierte Wärme und Feuchtigkeitsbehandlung der Augen und Augenlider ähnlich einer Dampfsauna. Die Behandlung mit der Brille kann einfach selbst zu Hause durchgeführt werden. Es werden vom Hersteller zwei Behandlungen pro Tag im Abstand von mindestens vier Stunden empfohlen.

Die Brille wird für die Behandlung an eine Steckdose angeschlossen und per Knopfdruck 15 Minuten auf ca. 42 Grad aufgeheizt (die Temperatur direkt auf den Augenlidern soll bei der Behandlung ca. 40 Grad betragen: https://blephasteam.co.nz/faq). Nach dieser Aufwärmphase werden angefeuchtete Papierringe in die Brillengläser gelegt. Die Brille ist nun für die eigentliche Wärmebehandlung vorbereitet und kann aufgesetzt werden. Per Knopfdruck kann die zehnminütige Wärmebehandlung nun gestartet werden. Aufstehen und Umherlaufen ist während der Behandlung leider nicht möglich, da ein dauerhafter Steckdosenanschluss erforderlich ist. Es ist allerdings ohne Weiteres möglich, während der Behandlung Fernsehen zu schauen, zu lesen oder am PC zu arbeiten. Dies macht die Wärmebehandlung im Vergleich zur konservativen Lidkantenerwärmung meines Erachtens sehr komfortabel. Nach der Wärmebehandlung empfiehlt sich die bereits beschriebene Lidmassage und -hygiene (siehe vorheriges Kapitel).

Klinische Studien belegen die Wirksamkeit der Behandlung mit der Blephasteam-Wärmebrille und stellen sie als eine Alternative zur konservativen Lidkantenerwärmung mit warmen Kompressen dar.

Im Wesentlichen konnte nach einer Behandlung mit Blephasteam folgende Verbesserungen beim trockenen Auge festgestellt werden:

- Erhöhung der Lipidschichtdicke

- Verbesserung der Tränenfilmstabilität

- Verminderung der Symptome des trockenen Auges und Steigerung des Wohlbefindens beim Patienten

- geringere Verdunstungsrate des Tränenfilms.

Kosten der Behandlung:

Die Kosten für die Blephasteam-Wärmebrille belaufen sich auf ca. 220,00 € zuzüglich Versand bei Bestellung über die Herstellerseite. Meine Recherche hat jedoch ergeben, dass einige Versandapotheken die Brille bereits ab Preisen von ca. 175,00 € anbieten. Hinzukommen die Kosten für 100 Papierringe (10,00 € zuzüglich Versand beim Hersteller).

Von meiner privaten Krankenversicherung sind die Kosten für die Brille und die Papierringe nach Vorlage einer Verordnung meines Augenarztes erstattet worden. Zur Kostenübernahme durch die gesetzliche Krankenversicherung liegen mir keine Informationen vor. Die Firma Thea Pharma hatte hierfür vor einigen Jahren auf Ihrer Homepage einen vorgefertigten Text für die Kostenübernahme erstellt, der vom Augenarzt unterschrieben der Verordnung beigefügt werden konnte. Leider ist dieser Text online nicht mehr verfügbar.

Ich habe den Text daher aus meinen Unterlagen herausgesucht und im Anhang als Vordruck hinterlegt (siehe Anhang).

Vor einigen Jahren gab es auch die Möglichkeit die Blephasteam-Wärmebrille in der einen oder anderen Uniaugenklinik auszuleihen. Dies stellt eventuell eine kostengünstige Alternative dar, um die Brille vor einem Kauf zu testen.

Andere Wärmebrillen:

Neben Blephasteam gibt es noch Wärmebrillen anderer Hersteller. So z.B.:

- **EyeSoothe Blepharitis Eye Mask:**

Hierbei handelt es sich nicht wirklich um eine Wärmebrille, sondern um eine Gelmaske, die in aufgekochtem Wasser vier Minuten lang erhitzt und dann für zehn Minuten auf die Augenlider gelegt wird (https://youtu.be/DQNz0b7QKGY) Die Maske ist preislich deutlich günstiger als Blephasteam (derzeit bei Amazon mit Versand ca. 18,00 €), ist aber meines Erachtens vom Wirkmechanismus nicht vergleichbar. Zur Kostenübernahme durch die Krankenkassen ist mir nichts bekannt.

Ein Nachteil ist, dass während Wärmebehandlung keine anderen Arbeiten durchgeführt werden können, da man mit der Maske auf den Augen nichts sieht. Nichtsdestotrotz kann die Gelmaske eine wirksame Ergänzung bei der Lidkanten- und Meibomdrüsenerwärmung darstellen. Hierfür spricht auch die Vielzahl positiver Bewertungen von Kunden in Internetshops.

Umfangreichere Studien wie zur Blephasteam-Wärmebrille liegen jedoch nach meinen Recherchen nicht vor.

- **EyeGiene Insta-Warmth System:**

Auch dieses System ist meiner Meinung nach keine wirkliche Wärmebrille, sondern vielmehr eine Wärmemaske. Das System besteht aus der Maske und Einweg-Wärmepads zum Einlegen in die Taschen der Maske (https://youtu.be/h-R6Vqmy4lg)

Das Spannende an diesem Wärmesystem ist, dass keine externe Quelle zur Erwärmung der Pads wie z.B. Strom, heißes Wasser oder ähnliches benötigt wird. Die Wärmepads erhitzen sich nach dem Auspacken ganz automatisch auf die gewünschte Temperatur für die zehnminütige Wärmebehandlung (40 - 45 Grad) und können in die Taschen der Maske eingelegt werden. Diese wird nun für die Wärmebehandlung, um die Augen gebunden.

Die Vorteile des Systems liegen meines Erachtens ganz klar darin, dass keine externe Wärmequellen benötigt werden, sodass das System z.B. beim Camping oder anderen Outdooraktivitäten ohne Strom wunderbar genutzt werden kann. Ein Nachteil gegenüber Blephasteam ist auch hier, dass man während der Anwendung keine anderen Dinge erledigen kann, da man mit der Maske nichts sieht.

Eine Studie besagt, dass Blephasteam effektiver für die Behandlung der Meibomdrüsen ist als das EyeGiene Insta-Warmth System.

Preislich liegt das System auch deutlich unter der Blephasteam-Wärmebrille. Es werden direkt beim Hersteller 28,95 € für die Brille/Maske inklusive 20 Wärmepads zuzüglich Versand fällig. Zur Nachfüllung kosten dann 60 Pads (30 Paar) 33,95 € zuzüglich Versand.

- **Thera Pearl Augenmaske:**

Auch hier handelt es sich um eine Gelmaske, welche, wie der Name schon sagt, Perlen in Ihrem Gel hat. Diese scheinen wohl mit dafür zu sorgen, dass die Erhitzung der Maske in der Mikrowelle lediglich 15 Sekunden dauert.

Danach soll die Gelmaske bis zu 20 Minuten auf Betriebstemperatur bleiben. Sie kann mit einem Gummiband um den Kopf geschlungen werden oder aber einfach auf die Augen gelegt werde.

Die Erfahrungsberichte in Foren und Facebookgruppen sind durchaus sehr positiv. Auf YouTube ist es mögliche die Maske in Anwendung zu sehen (https://m.youtube.com/watch?reload=9&v=EuU4LrCJCvA#). In den Kühlschrank gelegt, ist die Maske auch zum Kühlen der Augen geeignet.

Die Maske ist äußerst preiswert und bereits ab 9,00 € inkl. Versand zu haben.

Meine Erfahrung / Einschätzung:

Ich selbst besitze die Blephasteam-Wärmebrille und bin mit dieser sehr zufrieden. Ich nutze sie ein bis zweimal am Tag. Die Anwendung der Brille gefällt mir insbesondere morgens, wenn es zum Beispiel über Nacht zu Verkrustungen der Lidränder gekommen ist. Diese löst die Wärmebehandlung ohne Probleme und schonend auf. Auch für die Bildschirmarbeit ist die Brille meiner Meinung nach eine gute Vorbereitung. Wende ich die Brille vor der Arbeit am PC kommt es weniger schnell zu Symptomen des trockenen Auges wie z.B. müde oder brennende Augen.

Für Reisen an Orte, wo es kein zuverlässiges Stromnetz gibt und für einfache Campin-Urlaube habe ich mir das EyeGiene Insta-Warmth System zugelegt. Diese Wärmemaske mit Pads, die sich nach der Entnahme aus der Packung ohne Strom selbst erhitze, kann ich ebenfalls empfehlen. Für meinen Geschmack fällt durch das Wegwerfen der Pads nach einmaliger Anwendung etwas viel Müll an, aber „so what". Vorher war wegen der meiner täglich notwendigen Lidkantenpflege kein Reisen an Orte ohne Strom möglich. Insofern schafft dieses System mir Freiräume, die ich vorher nicht hatte.

Mit der Thera Pearl Augenmaske und der EyeSoothe Blepharitis Eye Mask habe ich bisher keine eigenen Erfahrungen gesammelt. Zumindest bei der Thera Pearl ist der Preis äußerst fair und es gibt einige sehr positive Berichte.

Wichtig ist noch festzustellen, dass aufgrund der aktuellen Studienlage Blephasteam die effektivste Wärmebrille auf dem Markt zu sein scheint. Blephasteam scheint auch der herkömmlichen Lidkantenerwärmung mit heißen Kompressen überlegen. Teilweise wird in Foren oder Facebook-Gruppen über Augenreizung nach der Anwendung von Blephasteam berichtet. Dies kann ich persönlich nicht bestätigen. Bei mir ist die Behandlung mit der Wärmebrille jedes Mal eine Wohltat.

Insgesamt ist aus meiner Sicht festzustellen, dass alle vier vorgestellten Wärmebrillen/-masken wirksam sind, da sie mit der von Ihnen abgegebenen Wärme den Schmelzpunkt des Meibomdrüsensekrets deutlich übersteigen. Der Schmelzpunkt liegt bei gesunden Meibomdrüsen bei ca. 32 Grad. Bei einer Meibomdrüsen-Dysfunktion und damit einhergehendem evaporativen trockenen Auge ist der Schmelzpunkt auf ca. 35 Grad erhöht.

Abschließend sei mein Hinweis erlaubt, dass die Behandlung mit den Wärmebrillen bei einem hyposekretorischem trockenen Auge deutlich weniger wirksam sein wird als beim evaporativen trockenen Auge.

Wer bietet die Behandlung mit Wärmebrillen unter anderem an?

Die Behandlung kann nach Absprache mit dem behandelnden Augenarzt selbstständig und im häuslichen Bereich durchgeführt werden.

Weiterführende Informationen:

https://blephasteam.co.nz/research (Liste der Studien zu Blephasteam in englischer Sprache)

http://www.kmt-trockene-augen.de/Blephasteam-Brille.htm (kritischer Erfahrungsbericht zur Anwendung der Blephasteam-Wärmebrille)

https://www.theapharma.de/produkte/ (Herstellerseite)

http://www.aivimed.de/patienten/liderwaermung-2/#EyeGiene®+Wärmebrille (Herstellerseite)

https://www.eyesoothe.co.uk (Herstellerseite)

4.2.3 Sauna / Gesichtssauna

Neben der allgemein bekannten gesundheitsfördernden Wirkung können Saunagänge auch beim evaporativen trockenen Auge eine Verbesserung bewirken. In einer Sauna herrschen in der Regel Temperaturen von 80 bis 100 Grad.

Diese hohen Temperaturen können zumindest zeitweise eine deutliche Verflüssigung des verdickten Meibomdrüsensekrets bewirken. Nachteilig ist bei einer normalen Holzsauna die trockene Hitze. Diese kann den Tränenfilm reizen und so das positive Gefühl des verflüssigten Sekrets „kaputtmachen".

Besser ist daher der Besuch einer Dampfsauna, da dort eine wesentlich höhere Luftfeuchtigkeit herrscht.

Regelmäßige Saunagänge kosten eine Menge Geld. Eine zeitsparende und kostengünstige Alternative beim trockenen Auge stellt daher eine Gesichtssauna dar. Eine Gesichtssauna, die in vielen Foren und vom Kennern des trockenen Auges empfohlen wird, ist die Grundig FS 4820 (z.B. erhältlich bei Amazon).

Meine Erfahrung / Einschätzung:

Eine Gesichtssauna besitze ich nicht. Ab und zu gehe ich in die Sauna oder ins Dampfbad. Insbesondere das Dampfbad ist eine Wohltat für meine Augen.

Kosten der Behandlung:

Eine Gesichtssauna bekommen Sie bereits ab 15,00 €. Das Modell von Grundig kostet in etwa doppelt soviel, ist aber in meinen Augen immer noch sehr preiswert, wenn man den Nutzen bedenkt. Die Kosten für den Besuch einer Saunalandschaft ist je nach Wohnort sehr individuell. Wer es sich leisten kann, mag über eine Monats- oder Jahreskarte für den Besuch nachdenken.

Wer bietet die Behandlung unter anderem an?

Die Saunagänge erfolgen in Eigenregie.

Weiterführende Informationen:

https://www.fn-trockene-augen.de/allgemeine-tipps/saunagänge/ (Erfahrungsbericht zu Saunagängen und der Gesichtssauna Grundig FS 4820)

4.3 Antientzündliche Therapien

Bei einem moderaten bis schweren trockenem Auge ist zusätzlich zu den bereits beschriebenen Maßnahmen mit Tränenersatzmitteln und Wärme eine antientzündliche Therapie erforderlich. In diesem Kapitel werden die gängigen antientzündlichen Therapiemöglichkeiten dargestellt.

4.3.1 Omega-3-Fettsäuren

Bei einem trockenen Auge kann die Nahrungsergänzung mit Omega-3-Fettsäuren sinnvoll sein. Die typische Ernährung in der westlichen Welt mit viel Zucker, fettem Fleisch und industriell verarbeiteten Lebensmittel sorgt neben anderen Mangelerscheinungen häufig auch für eine Unterversorgung mit Omega-3-Fettsäuren.

Studien aus den letzten Jahren lege nahe das Omega-3-Fettsäuren, insbesondere bei einem evaporativen trockenen Auge, wirksam sind und die Symptome, die durch die Störung der Lipidschicht hervorgerufen werden mildern können.

So konnte im Rahmen einer Studie festgestellt werden, dass bereits die tägliche Einnahme von relativ geringen Dosen an Omega-3-Fettsäuren die Beschwerden des trockenen Auges bei der Bildschirmarbeit reduzierte. Es zeigte sich eine verringerte Verdunstung des Tränenfilms, was für eine Stärkung der Lipidschicht des Tränenfilms spricht.

Eine im Fachblatt „Cornea" veröffentlichte Untersuchung verglich die Wirkung von (hochdosiertem) Omega 3 mit der von Linolsäure, welche zu den Omega-6-Fettsäuren gehört. Insgesamt bewirkten beide Fettsäuren eine Verbesserung der Symptome trockenen Auges, wobei Omega 3 für eine stärkere Verbesserung sorgte als die Linolsäure.

Fischölkapseln enthalten die Omega-3-Fettsäuren Eicosapentaensäure (EPA) und Docosahexaensäure (DHA). Die deutsche Gesellschaft für Ernährung (DGE) empfiehlt den Konsum von insgesamt 250 mg EPA und DHA pro Tag zur Vermeidung von Herzkrankheiten.

Die Studienlage belegt eine Wirksamkeit von Omega 3 bei trockenen Augen mit höchst unterschiedlichen Dosierungen. So wurde unter anderem mit folgenden Dosierungen eine Wirksamkeit belegt:

Studie	Jahr der Veröffentlichung	Tägliche Dosierung von Omega 3	festgestellte Verbesserungen
Oral Omega 3 fatty acids treatment in computer vision Syndrome related dry eye by Rahul Bhargava et al.	2015	360 mg EPA 240 mg DHA	Erhöhter Schirmertest Erhöhte Tränenfilmaufrisszeit
Effect of Oral Re-esterified Omega-3 Nutritional Supplementation on Dry Eyes by Alice T. Epitropoulos, MD et. al	2016	1680 mg EPA 560 mg DHA	Erhöhter Schirmertest Erhöhte Tränenfilmaufrisszeit Absenkung der Osmolarität des Tränenfilms allgemeine Verbesserung der Symptomatik des trockenen Auges (gemessen an den Ergebnissen des standardisierten OSDI-Fragebogen) verringerte Hornhautdefekte
Long-term Supplementation With n-6 and n-3 PUFAs Improves Moderate-to-Severe Keratoconjunctivitis Sicca: A Randomized Double-Blind Clinical Trial	2013	126 mg EPA* 99 mg DHA	allgemeine Verbesserung der Symptomatik des trockenen Auges (gemessen an den Ergebnissen des standardisierten OSDI-Fragebogen siehe Anlage) Reduzierte Entzündungswerte und Augeirritationen

* in dieser Studie wurden neben den Omega-3-Fettsäuren auch gleichzeitig Omega-6-Fettsäuren und weitere Vitamine. sowie Magnesium als Mineralstoff supplementiert, daher stellt sich die berechtigte Frage, ob diese Kombination der Wirkstoffe die Verbesserungen brachte oder aber die Omega-3-Fettsäuren alleine

Aus der Studienlage lässt sich ableiten, dass bereits mit geringen Dosen von Omega 3 Verbesserungen beim evaporativen trockenen Auge erzielt werden können. Keine der vorgenannten Studien verglich eine höherdosierte Omega-3-Supplementierung mit einer niedrigdosierteren.

Bisher ist nicht ausreichend geklärt, wie sich eine erhöhte EPA und DHA-Aufnahme langfristig auf den menschlichen Körper auswirkt. Das Bundesinstitut für Risikobewertung (BfR) empfiehlt daher in einer Stellungnahme aus dem Jahr 2009, dass die aufgenommene Summe von EPA und DHA täglich nicht mehr als 1,5 g EPA und DHA betragen sollte, da verschiedene Studien bei hohen Aufnahmemengen ein erhöhter Cholesterinspiegel, eine Beeinträchtigung der natürlichen Immunabwehr sowie eine erhöhte Blutungsneigung beobachtet wurden. Die Food and Drug Administration (FDA) in den USA hält eine Aufnahmemenge von bis zu 3 g pro Tag in Summe für EPA und DHA für unbedenklich.

Es ist daher meines Erachtens ratsam bei einer Supplementierung mit Omega 3, deren Höhe (!) und die Wahl des Präparates (Achtung: vielen Omega-3-Präparaten sind weitere Vitamine zugesetzt, die überdosiert unter Umständen schädlich wirken könnten) mit Haus- und Augenarzt abzusprechen und bei gegebenenfalls auftretenden Nebenwirkungen erneut den Kontakt zu suchen.

In der Regel dürfte es sich aber bei der Nahrungsergänzung mit Omega 3 zur Therapie des trockenen Auges anbieten zunächst mit einer geringeren täglichen Dosierung (z.B. 360 EPA mg/240 DHA) zu beginnen und wenn keine Verbesserung Eintritt die Dosis in Absprache mit den behandelnden Ärzten sukzessive zu erhöhen. Um eine Wirkung auf das trockene Auge zu erzielen ist eine Langzeiteinnahme erforderlich. Verbesserungen des trockenen Auges sind ab drei Monaten zu erwarten.

Über die Qualität von Omega-3-Supplementen lässt sich trefflich streiten. Es gibt verschiedene Qualitätssiegel wie z.B. das Bio-Siegel, das MSC-Siegel oder das Friend of the Sea-Siegel, welche für die Qualität des Supplements bürgen. Es empfiehlt sich darüberhinaus auf die Herkunft der Omega-3-Fettsäuren aus nachhaltiger Fischerei, die vorherige Reinigung des Öls von Schadstoffen und möglichst hohe Anteile von EPA / DHA zu achten.

Folgende Hersteller habe ich bereits selbst getestet und haben meiner Meinung nach eine hohe Qualität:

- Norsan Omega-3 total flüssig
- WHC UnoCardio 1000
- Testa Omega 3-Algenöl

Als Alternative zur Einnahme von Nahrungsergänzungsmittel besteht natürlich auch die Möglichkeit die eigene Ernährung auf natürliche Weise mit Omega 3 anzureichern. Folgende Lebensmittel enthalten besonders hohe Mengen an Omega 3:

Lebensmittel (100 g)	EPA-Gehalt in mg/100 g*	DPA-Gehalt in mg/100 g*	ALA-Gehalt in mg/100 g*
Leinsamen	-	-	16.700
Leinsamenöl	-	-	54.200
Lachs	749	1.860	-
Makrele	640	1.138	-
Hering	740	1.170	-
Thunfisch	1.385	2.082	-
Rapsöl	-	-	9.200
Walnussöl	-	-	12.900
Walnüsse	-	-	7.500

* die Werte unterliegen natürlichen Schwankungen

Der Omega-3 Arbeitskreis e.V. Empfiehlt Omega 3 nicht nur durch Lein-, Raps,- oder Walnussöl bzw. Leinsamen und Walnüsse aufzunehmen, da die Omega-3-Fettsäuren nur in Form der alpha-Linolensäure (ALA) vorliegen. Aus dieser Fettsäure muss der Körper erst EPA herstellen und kann dann daraus DHA bilden. Der „Reibungsverlust" ist hierbei sehr groß, dass heißt es müssen sehr große Mengen von den genannten Ölen bzw. Nüssen gegessen werden, was mit einer unverhältnismäßig hohen Kalorienzufuhr verbunden wäre. Eine direkte Aufnahme von EPA und DHA kann nur aus Fisch(-Öl) bzw. Mikroalgen erfolgen.

Zur Vollständigkeit sei an dieser Stelle abschließend noch eine neuere, qualitativ offensichtlich hochwertige Studie aus den USA erwähnt. Diese Studie sieht keine Verbesserungen des trockenen Auges durch die Einnahme von Omega 3. Um dies herauszufinden wurde einer Gruppe für die Dauer eines Jahres täglich 3 Gramm Omega 3 (Aufteilung der Menge in EPA und DPA ist mir leider unbekannt) gegeben. Einer anderen Gruppe wurde ein Placebo aus Olivenöl gegeben. In beiden Gruppen erzielte die Teilnehmer leichte Verbesserungen ihres trockenen Auges, was die Forscher auf den Placebo-Effekt zurückführen.

Meine Erfahrung / Einschätzung:

Die Nahrungsergänzung mit Omega 3 bleibt nach der neueren Studie aus den USA, die keinen Effekt nachweisen konnte, eine Glaubenssache beim trockenen Auge.

Meines Erachtens ist die Nahrungsergänzung mit Omega 3 bzw. dessen ausreichende Zufuhr einen Versuch wert. Es sind bisher keine schädlichen Nebenwirkungen bekannt, sodass Omega 3 eine sinnvolle Ergänzung zur Lidkantenpflege, Nutzung von Tränenersatzmitteln und anderen neueren Behandlungsmethode wie z.B. Wärmebrillen, LipiFlow und/oder IPL darstellen kann.

Aus meiner Sicht wäre spätestens die erhöhte Zufuhr nach einem halben Jahr zu überprüfen (Ist eine subjektive Verbesserung des trockenen Auges eingetreten?).

Kosten der Behandlung:

Je nach Dosierung und Herstellerauswahl dürften die Kosten für eine Nahrungsergänzung mit Omega 3 ca. zwischen 10,00 und 50,00 € monatlich liegen. Die Kosten werden weder von der privaten noch von der gesetzlichen Krankenversicherung übernommen.

Wer bietet die Behandlung mit Omega-Fettsäuren unter anderem an?

Die Behandlung mit Omega-3-Fettsäuren kann selbstständig erfolgen. Es ist jedoch, wie bereits erwähnt, ratsam Hausarzt und Augenarzt über die Einnahme zu informieren, da auch Omega-3 Nebenwirkungen zeigen kann.

Weiterführende Informationen:

http://docplayer.org/58512877-Die-bedeutung-ungesaettigter-fettsaeuren-fuer-das-trockene-auge.html (Diplomarbeit zur Rolle ungesättigter Fettsäuren beim trockenen Auge)

http://www.ak-omega-3.de

https://www.ncbi.nlm.nih.gov/pmc/articles/PMC4165511/#!po=37.5000 (Vergleich von sieben unabhängigen Studien zu Omega-3-Fettsäuren und deren Wirkung auf das trockene Auge)

4.3.2 Antibiotika

Zur Behandlung von schwereren Formen des trockenen Auges stehen verschiedene antientzündlich wirkende Antibiotika zur Verfügung.

Diese können vom Augenarzt verordnet werden, um kurzfristig die beim trockenen Auge häufig bestehende Entzündungsreaktion im Bereich der Augenoberfläche einzudämmen und so schwerwiegendere Schäden am Auge wie z.B. eine chronische Hornhautentzündung zu verhindern. Hochwirksam sind Antibiotika auch bei chronischer Entzündung der Augenlider (Blepharitis). Weiterhin haben einige Antibiotika nicht nur die Fähigkeit die Entzündungsreaktionen beim trockenen Augen zu bekämpfen, sondern gleichzeitig die Funktion der Meibomdrüsen zu verbessern, sodass es sinnvoll sein kann bei einer Meibomdrüsendysfunktion für einen begrenzten Zeitraum (2-3 Monate ein bestimmtes Antibiotika zum Einsatz zu bringen.

Neben diesen positiven Wirkungen haben Antibiotika leider auch eine Vielzahl an Nebenwirkungen (z.B. die Entwicklung von resistenten Bakterien, Störung der natürlichen Darmflora oder Lichtempfindlichkeit) und sind deshalb nicht zur Langzeittherapie beim trockenen Auge geeignet. Der Einsatz von Antibiotika sollte daher mit Bedacht erfolgen und nicht das erste Mittel der Wahl sein.

Antibiotika können beim trockenen Auge sowohl in Tablettenform als auch als Augentropfen gegeben werden.

Antibiotika in Tablettenform:

Antibiotika in Tablettenform werden in der Regel nur beim evaporativem trockenen Auge gegeben, um die Lipidphase des Tränenfilms positiv zu beeinflussen.

In der Regel kommen hier zwei verschiedene Stoffklassen der Antibiotika zum Einsatz: Tetrazykline und Doxycycline, wobei es als beschlossen gilt, dass Doxycycline im Allgemeinen etwas besser verträglich sind. Der Zeitraum der Therapie beträgt üblicherweise bis zu drei Monate, wobei die individuelle Festlegung der Dauer und Dosierung dem behandelnden Augenarzt obliegt. Es gilt zu beachten, dass eine Verbesserung durch die Antibiotikatabletten zum Teil erst ab zwei Monate nach Beginn der Einnahme zu beobachten ist.

Eine Studie mit hoch- und niedrigdosiertem Doxycyclin (2 x täglich 200 mg bzw. 2 x täglich 20 mg) zeigt, dass bereits eine niedrigdosierte Doxycyclintherapie zur Verbesserung der Tränenfilmaufrisszeit, des Schirmertests und der allgemeinen Symptomatik des durch Meibomdrüsen-Dysfunktion verursachten evaporativen trockenen Auge beiträgt.

Es empfiehlt sich in jedem Fall während und (zumindest für einen gewissen Zeitraum) nach der Einnahme von Antibiotikatabletten Probiotika als Nahrungsergänzungsmittel aufzunehmen. Dies dient insbesondere der Gesunderhaltung der natürlichen Darmflora, die durch Antibiotika stark belastet wird. Die Apotheke Ihres Vertrauens wird Sie bezüglich der Auswahl der Probiotika beraten können.

Antibiotikahaltige Augentropfen und -Salben:

Grundsätzlich stellen antibiotikahaltige Augentropfen bei einem trockenen Auge nicht das geeignete Mittel dar.

Sofern allerdings neben den trockenen Augen noch eine Blepharitis oder aber eine bakterienbedingte Bindehautentzündung hinzutreten, können antiobitikahaltige Tropfen oder Salben zur kurzzeitigen Therapie das Mittel der Wahl sein, um die Entzündung und/oder die Infektion zu bekämpfen. Häufig werden durch das Antibiotikum dann auch die Entzündungsvorgänge beim trockenen Auge positiv beeinflusst, sodass es, quasi als Nebeneffekt, zu einer Verbesserung der Symptomatik des trockenen Auges kommt.

Beispiele für antibiotikahaltige Augentropfen sind:

- Floxal mit Ofloxacin als Wirkstoff
- Dexa Gentamicin mit Gentamicin als Wirkstoff (hier ist mit Dexamethason auch Cortison enthalten)
- Dexamytrex mit Gentamicin als Wirkstoff (hier ist ebenfalls Dexamethason enthalten)
- Gent-Opthal mit Gentamicin als Wirkstoff

Bisher scheint einzig das Antibotikum Azythromycin in der Lage beim evaporativen trockenen Auge nachhaltig zu helfen. Auch für dieses Antibiotikum liegt die Indikation eigentlich nur bei bakterieller Bindehautentzündung vor. Jedoch fand das Schepenes Eye Institute in Boston (USA) heraus, dass Azithromycin die Differenzierung der Meibomdrüsen stimuliert und so die Bildung der lipidhaltigen Schicht des Tränenfilms steigert.

Von einigen Augenärzten (z.B. an der Uniklinik Düsseldorf) wird Azithromycin daher als Augentropfen (Azyter von der Theá Pharma GmbH) in Kurzzeittherapie eingesetzt, um die Funktion des Meibomdrüsen positiv zu beeinflussen.

Insbesondere das Brennen beim Einträufeln von Azyter wird von Patienten als unangenehme Nebenwirkung Nebenwirkung empfunden. Häufig kann das Brennen etwas gemildert werden, wenn unmittelbar vor der Anwendung von Azyter ein Tropfen Tränenersatzmittel in beide Augen gegeben wird. Wenn Azyter vor der Anwendung auf 2 - 4 Grad heruntergekühlt wird ist das Brennen häufig ebenfalls geringer.

Um das Einwirken von Azyter auf die Meibomdrüsen zu gewährleisten empfiehlt es sich direkt auf die untere Lidkante zu Tropfen und den Tropfen dann mit einem Wattestäbchen oder sauberen Fingern auf das untere und obere Lid zu verteilen.

Meine Erfahrung / Einschätzung:

Meine Erfahrungen mit Azyter sind durchaus positiv. Insgesamt wurde ich bereits dreimal für einen kurzen Zeitraum (bis zu zwei Monate) mit dem Antibiotikum therapiert, zweimal davon direkt an eine Sondierung der Meibomdrüsen anschließend.

Zwar ist beim Eintropfen von Azyter jedes Mal ein deutliches Brennen zu spüren. In meinem Fall ging dies jedoch schnell vorüber. Insgesamt hatte ich das Gefühl, dass die typischen Symptome wie Brennen, schmerzende und müde Augen, während der kurzzeitigen Therapien mit Azyter deutlich reduziert waren. Weiterhin hatte ich das Gefühl, dass das Sekret der Meibomdrüsen ein wenig verflüssigt wurde.

Insgesamt kann ich daher festhalten, dass es zumindest in den ersten Monaten nach der Therapie zu einer leichten Verbesserung der Symptomatik meines trockenen Auges gekommen ist.

Kosten der Behandlung:

Die Kosten für Azyter und andere antibiotikahaltige Augentropfen und -salben werden von der gesetzlichen und privaten Krankenversicherung mit Rezept übernommen.

Wer bietet die Behandlung mit Azythromycin unter anderem an?

Grundsätzlich jeder Augenarzt. Allerdings ist nicht jeder Augenarzt ausreichend über die Wirkung von Azythromycin auf die Meibomdrüsen informiert. Dies dürfte größtenteils nur in den Uniaugenkliniken oder in Praxen mit spezialisierten Sprechstunden zum trockenen Auge der Fall sein.

Von den folgenden zwei Anlaufstellen weiß ich, dass dort auch mit Azythromycin behandelt wird:

Dr. Daniel M. Handzel
Dalbergstraße 22
36037 Fulda

Universitätsaugenklinik Düsseldorf
Moorenstraße 5
40225 Düsseldorf

Weiterführende Informationen:

http://www.tearfilm.org/dewsreport_German/pdfs/Management%20und%20Therapie%20des%20Trockenen%20Auges.pdf (unter Punkt E)

https://www.deutschesarztportal.de/fileadmin/downloads/cme/rp_cme_05_v20160915.pdf (unter 3.2 Antientzündliche Therapie)

4.3.3 Kortikosteroide

Kortikosteroide (einfacher: Kortison) lassen sich nach ihrer biologischen Wirkung bzw. ihrem Bildungsort in drei Gruppen einteilen:

- Mineralocorticoide
- Natürliche und synthetische Glucocorticoide (hierzu zählt auch das wohl bekannteste Kortikosteroid Cortison)
- Androgene und Estrogene (männliche und weibliche Sexualhormone)

Bei der Behandlung des trockenen Auges spielen vor allem die Glucocorticoide sowie Androgene und Estrogene eine Rolle.

Glucocorticoide

Aufgrund ihrer entzündungshemmenden Wirkung werden Glucocorticoide als Tropfen oder Salben z.B. bei Entzündungen der Augenoberfläche, allergischer Bindehautentzündung oder der Meibomdrüsen (Hagel- oder Gerstenkorn) eingesetzt.

Grundsätzlich stellen glucocorticoide Augentropfen oder -Salben bei trockenen Augen aufgrund Ihrer Nebenwirkungen (unter anderem: Grauer Star oder erhöhter Augendruck) nicht die geeignete Langzeittherapie dar. Für eine entzündungshemmende Langzeittherapie kann gegebenenfalls auf das nebenwirkungsärmere Ciclosporin-A zurückgegriffen werden (siehe Kapitel 4.3.4). Eine kurzzeitige Gabe von Glucocorticoiden kann jedoch bei akuten Entzündungszuständen (so z.B. auch im Einzelfall bei einer Blepharitis) des Auges Sinn machen und dadurch auch die Symptome des trockenen Auges vorübergehend lindern.

Randomisierte klinische Studien haben gezeigt, dass die zwei- bis vierwöchige Verwendung unkonservierter Glucocorticoide die Symptome und klinischen Zeichen des moderaten und schweren trockenen Auges verbessert. Die Beschwerden waren auch nach Absetzen der Tropfen für mehrere Wochen geringer.

Beliebte Glucocorticoide der Pharmakonzerne sind unter anderem:

- Prednisolon
- Methylprednisolon
- Prednison
- Dexamethason
- Bethamethason

• Paramethason

Androgene und Estrogene

n der jüngeren Vergangenheit wurde die Anwendung von Androgene und Östrogenen als Augentropfen bzw. Salbe in klinischen Studien untersucht. Als ein Ergebnis wurde berichtet, dass die Verabreichung von 0,03 % Testosteron nach sechs Monaten Behandlung die Meibom-Drüsen-Sekretion verbesserte und erhöhte. Die Beschwerden von Patienten mit gestörter Lipidschicht nahmen daraufhin ab.

Eine weitere Studie berichtet nach eine dreimonatigen Anwendung eines Androgens von einer Zunahme der Lipidschichtdicke des Tränenfilms sowie von einer erhöhten Tränenfilmaufrisszeit.

Auch bei durch den Wirkstoff Isotretinoin (wird mit hoher Anzahl an Nebenwirkungen als Mittel gegen Akne verwendet) verursachter Dysfunktion der Meibomdrüsen scheinen Androgene möglicherweise helfen zu können.

Bereits vor zehn Jahren gab es androgenhaltige Augentropfen, welche einige klinische Testphasen zur Zulassung als Medikament erfolgreich durchlaufen hatten. Neuere Informationen zu den Augentropfen gibt es jedoch nicht. Wann und ob androgenhaltige Augentropfen oder -salben für Patienten mit trockenen Augen erhältlich sein werden erscheint derzeit deshalb vollkommen unklar.

Meine Erfahrung / Einschätzung:

Bereits mehrfach (insbesondere zu Beginn meiner Augenprobleme mit Bindehautentzündung und Gerstenkörnern) habe ich Augentropfen und -salben mit Glucocorticoiden verordnet bekommen. Diese enthielten vor allem Prednisolon und Dexamethason.

Außer Ciclosporin-A half mir keine andere Therapie derart gegen die brennenden, schmerzenden und geröteten Augen. Da es sich aber richtigerweise immer nur um Kurzzeittherapien handelte, waren die Beschwerden des trockenen Auges sehr schnell nach dem Absetzen der Tropfen bzw. Salben wieder da.

Für die Langzeittherapie steht Ciclosporin-A als Alternative zu den Glucocorticoiden zur Verfügung. Wichtig ist meines Erachten, dass Sie selbst Verantwortung übernehmen und ihren Augenarzt auf diese Alternative ansprechen, falls dieser Sie häufig und/oder über einen längeren Zeitraum mit Glucocorticoiden behandelt.

Kosten der Behandlung:

Die Kosten für die Behandlung mit Glucocorticoiden werden von den Krankenkassen übernommen.

Wer bietet die Behandlung mit Kortikosteroiden grundsätzlich an?

Grundsätzlich jeder Augenarzt, wenn das Krankheitsbild nach seinem Ermessen die Behandlung mit Kortikosteroiden erforderlich macht.

Weiterführende Informationen:

http://www.tearfilm.org/dewsreport_German/pdfs/Management%20und%20Therapie%20des%20Trockenen%20Auges.pdf (unter Punkt E)

https://www.deutschesarztportal.de/fileadmin/downloads/cme/rp_cme_05_v20160915.pdf (unter 3.2 Antientzündliche Therapie)

https://www.aerzteblatt.de/archiv/167463/Pathophysiologie-Diagnostik-und-Therapie-des-trockenen-Auges (unter topische Kortikosteroide)

4.3.4 Ciclosporin-A

Eine immunsupressive und entzündungshemmende Therapieform beim trockenen Auge stellt die Behandlung mit Ciclosporin-A-Augentropfen dar.

In erster Linie werden die Augentropfen eingesetzt um schwere Entzündungen der Hornhaut des Auges zu behandeln.

Im Weiteren stellt Ciclosporin-A insbesondere eine Option dar, wenn Tränenersatzmittel nicht ausreichen, um die Symptome des trockenen Auges wie z.B. brennende oder schmerzende Augen auf ein erträgliches Maß zu lindern. In diesem Fall liegt in der Regel ein mittleres bis schweres trockenes Auge vor.

Der Arzneistoff Ciclosporin wird aus den norwegischen Schlauchpilzen Tolypocladium inflatum und Cylindrocarpon lucidum gewonnen. Ciclosporin unterdrückt die Immunabwehr und wird vor allem in der Transplantationsmedizin verwendet.

Der Arzneimittelmarkt bietet derzeit zwei verschreibungspflichtige Varianten von Augentropfen, die Ciclosporin-A enthalten:

* Restasis (Import aus den USA: enthält 0,05 % Ciclosporin)
* Ikervis (enthält 0,1 % Ciclosporin)

Die in Deutschland einfacher erhältlichen Augentropfen Ikervis enthalten neben dem Ciclosporin das unkonservierte Tränenersatzmittel Cationorm. Die Zugabe von Cationorm soll nach Herstellerangaben für eine erhöhte Aufnahme des Ciclosporins auf der Augenoberfläche sorgen und somit die Wirksamkeit verbessern.

In klinischen Studien konnten folgende Vorteile durch die Anwendung von Ciclosporin bei einem trockenen Auge herausgearbeitet werden:

* möglicherweise vermehrte Produktion von Tränenflüssigkeit
* erhöhte Werte im Schirmertest, was ebenfalls auf eine vermehrte Produktion von Tränenflüssigkeit schließen lässt
* Abnahme von Beschwerden wie z.B. Augentrockenheit und Fremdkörpergefühl
* verminderter Gebrauch von Tränenersatzmitteln

In einer Studie wurde ein 200%iger Anstieg der Becherzellendichte in der Bindehaut nachgewiesen. Da die Becherzellen für die Bildung der Schleimschicht des Tränenfilms verantwortlich sind, lässt sich also vermuten, dass Ciclosporin positiv auf diese Schicht des Tränenfilms wirkt.

Ein weiterer Vorteil von Ciclosporin ist, dass es im Vergleich zu Kortison vergleichsweise nebenwirkungsarm ist und sich daher zur immunsupressive Langzeittherapie des trockenen Auges eignet. Berichtete Nebenwirkungen sind vor allem

- Schmerzen/Brennen beim Einträufeln der Tropfen ins Auge
- Reizung, Rötung und vermehrte Tränenproduktion beim Einträufeln der Tropfen ins Auge
- verschwommenes Sehen.

Schlussendlich ist es wichtig zu erwähnen, dass bei der Anwendung von Ciclosporin auch weiterhin ergänzend Tränenersatzmittel getropft werden sollten. Auch sollte bei einem evaporativem trockenen Auge die Lidkantenpflege fortgesetzt werden. In viele Foren oder Erfahrungsberichten liest man hierzu leider gegenteilige Auffassungen.

Es ist wichtig zu verstehen, dass Ciclosporin als Immunsupressiva nicht an der Ursache für das trockene Auge, also z.B. der Behebung der Verstopfung der Meibomdrüsen, ansetzt. Es unterdrückt lediglich die Symptome der Erkrankung und verhilft so unter Umständen zu einem erträglichen Alltag mit sehr trockenen Augen.

Meine Erfahrung/Einschätzung:

Ich habe im Jahr 2016 für ca. drei Monate (verordnet durch die Uniaugenklinik Düsseldorf) Ciclosporin-Augentropfen genommen. Ich nahm die Tropfen einmal pro Tag abends vor dem Zubettgehen. Meine Symptome des trockenen Auges wie z.B. schmerzende Augen oder auch die häufige Verwendung von Tränenersatzmitteln gingen daraufhin sehr stark zurück. Allerdings hatte ich aufgrund der Tropfen mit übermäßig tränenden Augen und einem dauerhaften Brennen der Augen zu kämpfen, sodass ich die Behandlung in Absprache mit meinem Augenarzt nach ca. drei Monate abbrach.

Sofern wie bei mir starke Symptome des trockenen Auges vorliegen, die herkömmlichen Tränenersatzmittel keine ausreichende Linderung verschaffen und gegebenenfalls auch schon innovative Behandlungen wie IPL, Sondierung der Meibomdrüsen, LipiFlow, usw. versucht wurden , stellt der ein Therapieversuch mit Ciclosporin-A meines Erachtens eine vielversprechende Option.

Aufgrund der immunsupressiven Wirkung sowie der vorhandenen Nebenwirkungen sollte jedoch nicht leichtfertig mit Ciclosporin behandelt werden.

Zu beachten sind weiterhin die Berichte in diversen Augenforen, dass die vollständige Wirkung des Ciclosporins häufig erst nach einer Behandlungszeit von drei bis sechs Monaten einsetzt.

Beachtenswert sind meiner Meinung nach auch die Ergebnisse einer Studie, die die Dauer der Besserung nach dem Behandlungsende dokumentierte. Hierbei wurde festgestellt, dass die Wahrscheinlichkeit das Symptome des trockenen Auges, nach Beendigung der Therapie mit Ciclosporin, auftreten geringer war, je länger die Patienten mit Ciclosporin behandelt wurden.

Kosten der Behandlung:

Die Kosten für die Behandlung mit Ikervis werden bei entsprechender ärztlicher Verordnung von den Krankenkassen übernommen. Eine Monatsdosis (30 Einzeldosen) der Tropfen kostet derzeit 109,60 €.

Die Kostenübernahme für Restasis dürfte sich ungleich schwieriger gestalten, da es sich um ein Import aus den USA handelt.

Wer bietet die Behandlung mit Ciclosporin-A-Augentropfen unter anderem an?

Die Behandlung mit Ciclosporin muss vom Augenarzt regelmäßig überwacht werden.

Grundsätzlich kann die Behandlung mit Ciclosporin von jedem niedergelassenen Augenarzt in Deutschland durchgeführt werden, da hierfür keine speziellen Geräte oder ähnliches erforderlich sind. Mein Austausch mit Betroffenen zeigt jedoch, dass viele Augenärzte wenig Erfahrung mit Ciclosporin haben bzw. zum Teil noch gar nichts von dieser Therapieform wissen und häufig eher auf kortisonhaltige Augentropfen zurückgreifen, welches keinesfalls für eine Langzeittherapie beim trockenen Auge geeignet sind.

Demgegenüber dürften alle größeren Uniaugenkliniken größere Erfahrungswerte bei der Behandlung des trockenen Auges mit Ciclosporin haben.

Weiterführende Informationen:

https://www.deutsche-apotheker-zeitung.de/daz-az/2015/daz-34-2015/fertigarzneimittel-versus-eigenherstellung (Vergleich von Ikervis mit eigenhergestellten Ciclosporin-Augentropfen)

https://www.deutschesarztportal.de/fileadmin/downloads/cme/rp_cme_05_v20160915.pdf (Interessanter ärztlicher Artikel über die Behandlungsmöglichkeiten und Ursachen des trockenen Auges mit ausführlicher Darstellung zu Ciclosporin-A)

4.3.5 Xiidra

Xiidra ist die Bezeichnung für eine verschreibungspflichtige immunsupressive Augentropfenlösung aus den USA. Der Wirkmechanismus dieser Augentropfen scheint am ehesten mit dem von Ciclosporin-A vergleichbar zu sein. Der in Xiidra enthaltene Wirkstoff nennt sich Lifitegrast und wird vor allem bei schweren Hornhautentzündungen eingesetzt, die z.B. aufgrund sehr trockener Augen entstanden sind.

Der britische Hersteller Shire hat das Produkt im Juli 2016 erfolgreich auf dem US-amerikanischen Markt eingeführt. Vorab wurde in vier randomisierten, kontrollierten Studien mit über tausend Patienten die zweimal tägliche Anwendung von Xiidra getestet (https://www.aerzteblatt.de/nachrichten/69563)Augentrockenheit und die Entzündungsreaktionen am Auge verbesserten sich.

Wie nahezu bei allen Immunsupressiva kam es auch bei der Anwendung von Xiidra zu Nebenwirkungen. Hierzu zählten unter anderem Augenreizungen, Unwohlsein, verschwommenes Sehen und Störungen der Geschmacksempfindung. Xiidra soll aber nicht für so ein unangenehmes Brennen bei Einträufeln sorgen, wie Ciclosporin-A.

Bisher ist nicht bekannt, ob Shire eine Zulassung von Xiidra auch in Europa plant. Auskünfte hierüber können allenfalls über den behandelnden Augenarzt erfragt werden.

Viele Anwender berichten in Foren davon, dass Xiidra effektiver und wirksamer sein soll Ciclosporin-A. Entsprechende wissenschaftliche Belege fehlen allerdings bisher gänzlich.

Wie bei Ciclosporin-A ist zu sagen, dass Xiidra nicht die Ursache des trockenen Auges behandelt, sondern für eine Unterdrückung der Immunreaktion sorgt. Dies hat eine Linderung der Symptome des trockenen Auges zur Folge. Liegt ein evaporatives trockenes Auge vor, wäre auch hier die Lidkantenpflege trotz der Anwendung von Xiidra weiterzuführen.

Nebensächlich aber interessant ist, dass Shire die Schauspielerin Jennifer Aniston für eine Kampagne gegen Augentrockenheit (https://www.myeyelove.com) gewinnen konnte. Aniston selbst soll Probleme mit trockenen Augen haben.

Meine Erfahrung/Einschätzung:

Die Erfahrungsberichte in Foren zu Xiidra klingen vielversprechend. Allerdings handelt es sich auch hier um ein Immunsupressiva, das stark in den Körper eingreift und nicht leichtfertig eingesetzt werden sollte.

Kosten der Behandlung:

Die Tropfen sind aktuell noch nicht in Deutschland verfügbar und können allenfalls über die internationale Apotheke bezogen werden. 60 Einzeldosen sollen dort ca. 300,00 € kosten. Ich denk die Krankenkasse wird die Kosten für Xiidra nicht übernehmen, da keine Zulassung für den deutschen Markt vorliegt.

Wer bietet die Behandlung unter anderem an?

Mir sind bisher keine Augenärzte in Deutschland bekannt, die die Behandlung mit Xiidra bereits im Repertoire haben.

Weiterführende Informationen:

https://www.xiidra.com (Herstellerseite)

4.3.6 Sekretagoga

Sekretagoga sind Wirkstoffe, die die Flüssigkeits- bzw. Mucinproduktion fördern. So können Entzündungen reduziert und der Tränenfilm stabilisiert werden. Sekretagoga können in Tablettenform eingenommen oder als Augentropfen angewendet werden. Leider haben insbesondere die Tabletten erhebliche Nebenwirkungen, sodass ich hier nur auf die Augentropfen eingehen werden

Es sind verschiedene Sekretagoga als Augentropfen auf dem weltweiten Markt erhältlich:

Diquafosol

Augentropfen mit Diquafosol steigern die Mucinproduktion des Auges. Auch der der Anteil der wässrigen Phase kann durch die Tropfen erhöht werden. In Japan ist Diquafosol seit einigen Jahren für die Behandlung des trockenen Auges zugelassen (Diquas von der Fa. Santen) und kann mit einem Rezept über die internationale Apotheke auch in Deutschland, Österreich und der Schweiz bezogen werden.

Rebamipide

Rebamipide werden in erster Linie als Schleimhautersatz bei Magengeschwüren eingesetzt. Gleichzeitig können Rebamipide aber auch die Mucinproduktion des Auges ankurbeln. In Japan ist bereits seit 2012 ein Tropfen namens Mucosta auf dem Markt. Dieser kann ebenfalls über ein Rezept bei der internationalen Apotheke bestellt werden.

Pilocarpin

Für Menschen, die am Sjögren-Syndrom leiden kann der Wirkstoff Pilocarpin hilfreich sein. Er wird in Tablettenform eingenommen und führt zu einer erhöhten Drüsenfunktion. U.a. Schweiß-, Speichel- und Tränenflusssekretion werden durch die Tabletten angeregt.

Cevimelin

Cevimelin ist ebenfalls ein Wirkstoff für Menschen mit Sjögren-Syndrom. Es liegt allerdings keine Zulassung für den deutschen Markt vor, sodass eine Bestellung mit Rezept nur über die internationale Apotheke möglich ist.

Eloisin-Augentropfen

Bei wässrigem Tränenmangel können Eloisin-Augentropfen versucht werden. Ähnlich wie die zuvor genannten Wirkstoffe sollen Sie die Produktion des wässrigen Tränenanteils anregen. Die Tropfen sollen insbesondere bei Patienten mit Sjögren-Syndrom Erfolge zeigen. Sie sind nur über die internationale Apotheke aus Spanien zu bekommen.

4.3.7 Eigenserumaugentropfen

Bei sehr schweren Formen des trockenen Auges steht mit Eigenserumaugentropfen (ESAT) quasi eine Art „letzte Waffe" zur Verfügung.

Die Tropfen werden aus eigenem Blut hergestellt. Die biomechanischen und biochemischen Eigenschaften der ESAT sind mit denen der natürlichen Tränen vergleichbar. Deshalb wirken die Tropfen bei Symptomen des trockenen Auges so gut.

Aufgrund von strengen EU-Bestimmungen über Blutprodukte können die Augentropfen nicht überall hergestellt werden. Beispielhaft möchte ich hier kurz das Vorgehen der Uniersitätsaugenklinik zur Herstellung von ESAT erläutern, da das Verfahren zur Herstellung bisher nicht ausreichend standardisiert ist. Nichtsdestotrotz dürfte das Verfahren zur Herstellung in anderen Augenkliniken ähnlich sein.

In der Universitätsaugenklinik in Düsseldorf werden nach einer Voruntersuchung 500 ml Blut des Patienten in einen Beutel entnommen. Aus dem Blut wird ein bestimmter Bestandteil, das Serum, aufbereitet. Hieraus werden nun in einem speziellen Institut 180 Fläschen mit ESAT hergestellt. Dies entspricht einer Versorgung mit den Augentropfen für ein halbes Jahr, da ein Fläschen nach Öffnung maximal einen Tag genutzt werden kann.Die Tropfen müssen nach der Herstellung durchgehend bei mindestens -18 Grad gelagert werden.

Ausschlusskriterien für die Herstellung der ESAT sind unter anderem das Vorliegen einer schweren Herzerkrankungen oder einer Infektion.

Meine Erfahrung / Einschätzung:

Zu ESAT kann ich keine eigenen Erfahrungen vorweisen. Zu einer Zeit als meine Beschwerden mit dem trockenen Auge sehr stark waren, habe ich mich in der Universitätsaugenklinik Düsseldorf nach der Behandlung erkundigt. Dort war man skeptisch und sagte mir meine Beschwerden im Rahmen des trockenen Auges seien für einen Einsatz von ESAT nicht schwerwiegend genug. Man würde in der Regel nur mit ESAT therapieren, wenn die Trockenheit der Augen so stark ist, dass Hornhautschäden drohen. Der Schirmertest müsste hierfür z.B. regelmäßig einen Wert von 0 ergeben.

Kosten der Behandlung:

Die Kosten für eine halbjährliche Versorgung mit ESAT belaufen sich in Düsseldorf auf ca. 1.300,00 €. Hinzukommen noch ca. 35,00 € für den gekühlten Versand der Tropfen.

Da die Überlegenheit von ESAT gegenüber herkömmlichen Tränenersatzmitteln bisher nicht eindeutig durch Studien belegt wurde, sind viele Krankenkassen nicht bereit diese Kosten zu tragen.

Dies verhält sich in Einzelfällen bei zweifelsfrei sehr schweren Formen des trockenen Auges anders. Es sollte daher unbedingt eine ärztliche Verordnung mit detaillierten Befundbericht bei der Krankenkasse eingereicht werden.

Wer bietet die Behandlung mit ESAT unter anderem an?

Universitätsaugenklinik Mainz
Langenbeckstraße 1
55131 Mainz

Universitätsklinikum Gießen und Marburg GmbH
Rudolf-Buchheim-Straße 8
35392 Gießen

Universitätsaugenklinik Düsseldorf
Moorenstraße 5
40225 Düsseldorf

Universitätsklinikum Erlangen
Augenklinik
Schwabachanlage 6
91054 Erlangen

Sonnen-Gesundheitszentrum SOGZ
Sonnenstraße 27
80331 München

Weitere Informationen:

https://www.unimedizin-mainz.de/typo3temp/secure_downloads/21315/0/a6f61811bd5f7fdbdbf1222f368b63babebc3e17/Flyer_Serumaugentropfen.pdf

http://www.uniklinik-duesseldorf.de/de/unternehmen/kliniken/klinik-fuer-augenheilkunde-internet/informationen-fuer-patienten/augenerkrankungen-und-links/eigenserumaugentropfen/

http://www.drk-haemotherapie.de/data/ausgabe_30/beitraege/Seiten_22_26_haemo_25.pdf   (mit Erfahrungsbericht)

https://www.kmt-trockene-augen.de/Augentropfen.htm

http://www.zhb.uni-luebeck.de/epubs/ediss670.pdf

https://www.leukaemie-phoenix.de/erfahrungsberichte/langzeitfolgen/sicca/?type=1 (Erfahrungsbericht)

5. Innovative Behandlungsansätze

In diesem Kapitel finden Sie weitere Behandlungsansätze für das trockene Auge, die längstens seit einigen Jahren zur Verfügung stehen. Häufig werden die Behandlungen nur von den großen Uniaugenkliniken angeboten. Vielen „normalen" Augenärzten sind diese Methoden leider noch nicht mal bekannt, geschweige denn, dass sie diese anbieten können.

5.1 LipiFlow

Bei LipiFlow handelt es sich um eine innovative Behandlungsmethode, die nach Angaben des Herstellers TearScience in der Lage ist die Hauptursache des evaporativen trockenen Auges - verstopfte Meibomdrüsen - zu behandeln (www.lipiflow.de). Trotz mehrerer vorhandener Studien, die die Wirksamkeit von LipiFlow belegen wären meiner Meinung nach weitere Studien wünschenswert, die die Effektivität der Behandlung belegen.

Bei der LipiFlow-Therapie wird für 12 Minuten mit einem beidseitigen Augenaufsatz auf die Innenseiten der Augenlider Wärme abgegeben. Gleichzeitig sorgt der Augenaufsatz für eine intervallmäßige Massage der Augenlider ([1] Video zum Lipiflowsystem auf YouTube: https://youtu.be/UslVVEmrboo).

Die oben genannten bisherigen Studien zu LipiFlow berichten bei 79 % der Probanden von einer Verbesserung der Symptome des trockenen Auges innerhalb von vier Wochen nach der Behandlung. Der Verbesserungsgrad betrug hierbei zwischen 10 und 100 %. Es lässt sich also erkennen, dass viele Patienten nach der LipiFlow-Behandlung Verbesserungen spüren, die jedoch sehr unterschiedlich stark ausfallen.

Das LipiFlow-System bietet neben der Wärmebehandlung durch den Augenaufsatz auch eigene diagnostische Möglichkeiten, um vor der Behandlung den Schweregrad des evaporativen trockenen Auges festzustellen.

Hierfür wurde ein eigener Fragebogen zur Augentrockenheit entwickelt. Darüberhinaus ist das LipiView-Inferometer als Gerät zur genauen Analyse des Tränenfilms Bestandteil des Systems. Das Interferometer kann anhand selbst aufgenommener Bilder die Dicke der Lipidschicht und somit den Schweregrad des evaporativen trockenen Auges ermitteln. Schlussendlich kann mit dem Meibomian Gland Evaluator die Menge und die Qualität der von den Meibomdrüsen abgegebenen Lipide festgestellt werden.

Kritisch wird der Nutzen der LipiFlow-Behandlung gesehen, wenn bereits viele Meibomdrüsen an den Augenlidern vernarbt sind (fachlich: Atrophie), da LipiFlow nicht in der Lage ist diese Vernarbungen zu beheben. Es ist daher meines Erachtens von entscheidender Bedeutung, dass vor einer Behandlung mit LipiFlow die Meibomdrüsen genauestens untersucht werden (Meibographie siehe auch 2.2.2) um die Sinnhaftigkeit der Behandlung zu verifizieren.

Meine Erfahrungen/Einschätzung

Ich wurde 2013 in der Augenklinik in Düsseldorf mit LipiFlow behandelt, da mir bis dato andere Therapien wie Lidkantenerwärmung oder der Einsatz von Tränenersatzmitteln nicht halfen.

Die Behandlung ist schmerzfrei und insgesamt recht entspannt. Mir brachte Sie allerdings keinerlei Verbesserung meiner Symptome des trockenen Auges, was nicht heißen soll, dass ich von einem Behandlungsversuch generell nicht überzeugt bin.

Ich halte es allerdings, auch aus Kostengründen, für unbedingt notwendig, dass vor einer Behandlung mit LipiFlow unbedingt geklärt wird, welche Anzahl an atrophiertem Meibomdrüsen vorliegt. Bei einer Vielzahl atrophierter Drüsen scheint mir eine Behandlung mit LipiFlow zur Linderung der Beschwerden des trockenen Auges als rausgeschmissenes Geld.

Im Anschluss an eine LipiFlow sollten in Absprache mit dem behandelnden Augenarzt die ergänzenden Behandlungsmethoden wie z.B. Anwendung von Tränenersatzmitteln und Lidkantenerwärmung in jedem Fall weiter geführt werden.

Kosten der Behandlung:

Die Kosten für die LipiFlow-Therapie werden nicht von der gesetzlichen Krankenkasse übernommen.

Auch als Privatversicherter wurde die Kostenübernahme bei mir zunächst abgelehnt. Mit Unterstützung des Ombudsmannes der Privaten Krankenversicherung konnte ich jedoch im Widerspruchsverfahren eine Kostenübernahme für meine LipiFlow-Behandlung in der Augenklinik in Düsseldorf erwirken. Wenn Sie Interesse an meiner Argumentation im Widerspruchsverfahren haben, melden Sie sich gerne per E-Mail an mich. Ich sende Ihnen die Begründung dann zu.

Die Kosten für die LipiFlow-Behandlung beliefen sich dann mit einer Voruntersuchung auf ca. 1.300,00 €.

Weitere Informationen:

Herstellerseite:

www.lipiflow.de (mit Arztsuche)

Weitere Studie mit positiven Ergebnissen zu LipiFlow:

Evaluation of Monocular Treatment for Meibomian Gland Dysfunction with an Automated Thermodynamic System in Elderly Chinese Patients: A Contralateral Eye Study (abrufbar unter https://www.ncbi.nlm.nih.gov/pubmed/28116143)

Wer bietet die Behandlung unter anderem an?

Universitätsaugenklinik Düsseldorf
Moorenstraße 5
40225 Düsseldorf

Augen-Zentrum-Nordwest
Domhof 15
48683 Ahaus

Augenärzte am Weidenbaumsweg
Weidenbaumsweg 6

21209 Hamburg-Bergedorf

Potsdamer Augenklinik
Hans-Thoma-Straße 11
14467 Potsdam

5.2 MiBo Thermoflow[1]

Es handelt sich hierbei um ein neuartiges Gerät aus den USA, welches in Deutschland leider noch nicht verfügbar ist (http://mibomedicalgroup.com/)

Die Thermopumpe hat einen kleine Aufsatz, der scheinbar perfekt auf Ober- und Unterlid aufliegt und konstant Wärme an die Augenlider abgibt. Um möglich wenig Reizung zu erzeugen wird ddr Aufsatz mit einem Massagegel auf die Augenlider gegeben. Die Konstante Wärmezufuhr führt zu einer Verflüssigung des Meibomdrüsensekrets, sodass die Drüsen wieder ausreichend Lipide in den Tränenfilm abgeben können. Gleichzeitig werden die Augenlider auch massiert, was den Wirkmechanismus offensichtlich noch verstärkt.

Auf YouTube kann man sich den Ablauf der Behandlung ansehen (https://youtu.be/j49SYwJI57g).

Meine Erfahrungen/Einschätzung:

In amerikanischen Facebookgruppen gibt es gemischte Erfahrungsberichte. Viele vergleichen das Gerät in der Anwendung und von der Wirkung mit LipiFlow.

Kosten der Behandlung:

Da das Gerät bisher nur in den USA verfügbar ist, kann ich hier keine Angaben machen.

5.3 Intense Pulse Light (IPL)

Eine weitere in Deutschland bisher recht unbekannte und neuartige Therapie zur Behandlung trockener Augen ist IPL. Vielen niedergelassenen Augenärzten ist diese Methode gar nicht oder nur unzureichend bekannt.

Die Therapie stammt aus den USA und wurde dort 2002 von Dr. Rolando Toyos zufällig für die Behandlung des trockenen Auges entdeckt. IPL wurde vor der Entdeckung für das trockene Auge bereits seit einigen Jahren bei der Behandlung von Hautkrankheiten wie z.B. der Rosazea (die Rosazea äußerst sich durch Schwellungen der Gesichtshaut sowie entzündliche Pappeln und Pusteln und fleckenförmige, teils schuppende Rötungen) oder auch Akne eingesetzt.

Bei der Behandlung mit IPL von Patienten mit Rosazea im Augenbereich fiel dann auf, dass viele dieser Patienten auch unter trockenen Augen litten. Sie berichteten über eine Verbesserung der Symptome des trockenen Auges nach der Behandlung mit IPL.

Die Gründe für die Wirksamkeit von IPL sind bis heute nicht abschließend geklärt.

Es scheint aber wahrscheinlich, dass das gepulste Licht durch seine Wärme das Sekret der Meibomdrüsen verflüssigen kann und somit einen positiven Einfluss auf die Lipidschicht des Tränenfilms hat.

Weiterhin liegt bei einer Dysfunktion der Meibomdrüsen häufig eine erhöhte Zahl an Bakterien und/oder Demodexmilben vor. IPL scheint diese abzutöten und so für eine Verbesserung der Symptome bei Meibomdrüsendysfunktion zu sorgen.

Für eine IPL-Therapie werden in der Regel drei bis vier Sitzungen angesetzt. Das Therapiegerät „E-Eye" der Firma e-swin gmbH erzeugt Lichtimpuls-Sequenzen und sendet sogenanntes „kaltes Licht" aus, dass die Meibomdrüsen nach Herstellerangaben gefahrlos stimuliert.

In Deutschland bietet derzeit nur die Universitätsaugenklinik Düsseldorf und das sehkraft Augenzentrum die IPL-Therapie mit dem „E-Eye"-Gerät an. Weitere Hersteller sind im Ausland mit anderen Geräten aktiv (so arbeitet z.B. der oben angesprochene „Entdecker" Dr. Toyos mit einem Lasergerät der Firma Lumenis).

Für die IPL-Behandlung wird dem Patienten eine Augenschutzmaske aufgesetzt. Da die Behandlung rund um das Auge herum erfolgt, müssen Leberflecke und Muttermale zum Schutz der Haut in diesem Bereich abgeklebt werden. Auf das Hautareal rund um die Augen wird dann ein dickflüssiges Hydrogel gegeben auf welchem dann das Therapiegerät angesetzt werden kann. Der behandelnde Arzt setzt mit dem Gerät eine Reihe von Lichtimpulsen, wobei er das untere Augenlid beginnend vom inneren Augenwinkel hin zum äußeren Augenwinkel überstreicht. Diese Prozedur wird an beiden Augen durchgeführt (Beispielvideos:https://www.youtube.com/watch?v=Vt1JlwHpMJ4, https://www.youtube.com/watch?v=A0hbh0915Ow).

Dieser Behandlungsablauf wird in allen Sitzungen wiederholt.

Folgender Zyklus wird beim „E-Eye"-Geräts empfohlen:

1. Sitzung: Tag 0
2. Sitzung: Tag 15
3. Sitzung: Tag 45
4. Sitzung: Tag 75

In einer in den USA durchgeführten klinischen Studie verbesserte sich die Symptomatik des trockenen Auges bei 93 % der Probanden. Insbesondere die Tränenfilmaufrisszeit wurde als verbessert beschrieben.Die Tränenfilmaufrisszeit ist definiert als die Zeit, die vergeht, bis nach einem Lidschlag trockene Stellen auf der Hornhaut auftreten.

Eine an die IPL-Behandlung anschließende Expression der Meibomdrüsen wird z.B. von e-swin („E-Eye"-Gerätes) nicht ausdrücklich empfohlen. Der Hersteller geht in diesem Fall davon aus, dass das Gerät das Sekret so verflüssigt, dass keine zusätzliche Expression der Drüsen erforderlich ist. Hierzu kann sich ggf. vor der Behandlung mit dem behandelnden Arzt abgesprochen werden. Es gibt eine Erfahrungsberichte in Foren, die eine Expression im Anschluss an die IPL-Sitzungen als lohnenswert erachten.

Nach Angaben von e-swin („E-Eye") bestehen die Unterschiede zum Laser der Firma Lumenis vor allem darin, dass Lumenis mit seinem Gerät bei der IPL-Behandlung auf einen Erwärmungseffekt setzt. Das Wirk-Prinzip von E-Eye beruhe hingegen auf neurologischen Studien, denen zufolge die Regeneration der Meibom-Drüsen über die Stimulierung der Nervenenden des Parasympathikus passiert. Durch die nervliche Stimulierung der Drüsen werde deren Funktion regeneriert und die Qualität des Drüsensekrets verbessert. Die Wirkung soll kumulativ sein – es werden 3 Anwendungen im Zeitraum von 1,5 Monaten empfohlen (T0 / T 15 / T 45 – optional T 75). Die Wirkung ist langanhaltend (6 Monate bis zu 3 Jahren). Bei 60% der Patienten ist keine weitere Behandlung erforderlich, bei 40% der Patienten ist eine 4. Anwendung (T 75) empfohlen und eine Auffrischung nach jeweils ca. 8-10 Monaten.

Meine Erfahrungen/Einschätzung:

Ich selbst habe im Rahmen einer Studie an der Universitätsaugenklinik Düsseldorf zwei Behandlungszyklen mit IPL im Abstand von einem Jahr (insgesamt zweimal vier Sitzungen) erhalten.

Die Schätzungen von e-swin, dass bei 60 % der Patienten keine weitere Behandlung notwendig sei, halte ich für zu optimistisch. Mein Austausch mit anderen Patienten spricht gegen diese Einschätzung, allerdings ist meine Meinung in diesem Zusammenhang nicht repräsentativ genug.

Insgesamt war die Behandlung gut verträglich. In jedem Fall sollte bei Sonneneinstrahlung nach der Behandlung Sonnenschutzmittel auf die behandelten Areale aufgetragen werden. Nach meinen Behandlungen erfolgte keine zusätzliche Expression der Drüsen durch den Augenarzt.

Meine subjektiven Symptome wie z.B. brennende Augen, geschwollene Augenlider und verkrustete Lidränder konnten durch die Behandlung verringert werden. Auch der deutlich objektivere Schirmer-Test hat sich nach der Behandlung bei mir deutlich verbessert.

Aus meiner Sicht lohnt sich ein Versuch mit der IPL-Therapie bei Meibomdrüsendysfunktion und gestörter Lipidschicht. Man darf allerdings nicht erwarten, danach geheilt zu sein. So wird man nach und zwischen den Sitzungen in der Regel weiter Tränenersatzmittel benötigen und die Lidranderwärmung und -hygiene durchführen müssen.

Vor Beginn meines zweiten Behandlungsyzklus mit IPL habe ich tags zuvor eine Sondierung der Meibomdrüsen durchführen lassen. Dies brachte mir subjektiv allerdings keine zusätzliche Verbesserung der Wirkung der IPL-Therapie.

Kosten der Behandlung:

Die Kosten für die IPL-Therapie (vier Sitzungen) mit „E-Eye" belaufen sich in Deutschland derzeit auf ca. 800,00 €. Aufgrund der Neuartigkeit und der bisher noch nicht ausreichend nachgewiesenen Effektivität der Behandlung werden die Kosten nicht von den gesetzlichen Krankenkassen übernommen.

Eine Auffrischung der Behandlung kann nach individuellem Empfinden erfolgen. Die bisherigen Erfahrungswerte reichen hier von sechs Monaten bis zu drei Jahren. e-swin spricht in diesem Zusammenhang davon, dass bei 60% der Patienten nach einem kompletten Behandlungszyklus mit IPL keine weitere Behandlung erforderlich ist.

Weitere Informationen:

Herstellerseite E-Swin:

http://www.esw-vision.com

Herstellerseite Lumenis:

http://www.lumenis.com/Solutions/Ophthalmology/Products/Dry-eye-and-Optima-IPL

Behandlungsvideos:

https://m.youtube.com/watch?v=hAh1WykbhTs
https://m.youtube.com/watch?v=ciuimuL60Yc
https://youtu.be/bMyJxZlG3cQ

Weitere Studie zu IPL:

https://www.ncbi.nlm.nih.gov/pmc/articles/PMC5422561/

Wer bietet die IPL-Therapie unter anderem an?

E-Eye-Gerät:

Universitätsaugenklinik Düsseldorf
Moorenstraße 5
40225 Düsseldorf

sehkraft Augenzentrum Maus
Wolfsstraße 16 (Nähe Neumarkt)
50667 Köln

sehkraft Augenzentrum Berlin
Oberwallstraße 7
10117 Berlin

Gerät von Lumenis:

Dr. med. Amir-Mobarez Parasta
Facharzt für Augenheilkunde
Einsteinstraße 1
81675 München

5.4 Meibomdrüsen-Sondierung

Häufig führt eine Störung der Funktion der Meibomdrüsen zur Vernarbung und schlussendlich zum vollkommenen Verschluss der Drüsenausgänge. Das von den Meibomdrüsen produzierte Sekret kann dann nicht mehr aus den Drüsen austreten und die für die Tränenflüssigkeit so wichtige Lipidschicht bilden. Lidrandentzündung, Gersten- und Hagelkorn sowie eine irreparabel geschädigte Lipidschicht können infolge der Verstopfung auftreten.

Um verschlossene Ausgänge der Meibomdrüsen wieder zu öffnen und einen Abfluss des öligen Sekrets zu ermöglichen beschrieb Dr. Steven Maskin in den USA 2010 die Möglichkeit der Sondierung. In seiner Veröffentlichung konnte er beschrieben, dass die Sondierung der Drüsenausführungsgänge zu einer Verbesserung der Symptomatik des (evaporativen) trockenen Auges führte.

Aufschluss darüber, ob eine Sondierung der Drüsen sinnvoll ist, gibt eine ausführliche Meibographie. Sofern diese ergibt, dass die Sondierung indiziert ist und für eine Verbesserung der Symptomatik sorgen könnte, erfolgt eine Betäubung der Augenlider mittels Salbe (z.B. Lidocain). Die Salbe muss ca. eine Stunde einwirken um eine ausreichende Schmerzfreiheit bei der Sondierung zu gewährleisten.

Für die Sondierung selbst wird eine feine sterile Draht-Sonde genutzt. Diese wird in die einzelnen Drüsengänge geführt, um die Vernarbung / Verstopfung zu beheben.

Nach der Behandlung werden in der Regel für eine Tage antibiotische Augentropfen gegeben. Häufig wird hier Azithromycin verwendet, welches zusätzlich positiv auf das Meibomsekret wirken soll. Ab wann nach der Behandlung wieder mit der Lidranderwärmung begonnen werden kann sollte mit dem behandelnden Augenarzt besprochen werden. In der Regel wird nach der Sondierung zwei Tage Pause empfohlen.

Weiterhin wird empfohlen in den Tagen nach der Behandlung ausreichend Tränenersatzmittel zu verwenden, da es durch die Sondierung zu Reizungen des Auges kommen kann.

Einige Augenärzte empfehlen nach der Sondierung eine Expression der Meibomdrüsen z.B. mit dem „Maskin Meibom Expressor" oder anderen vergleichbaren Instrumenten zur mechanischen Expression.

Inklusive vorheriger Untersuchung der Hornhaut und Meibographie belaufen sich die Kosten für die Sondierung der Meibomdrüsen auf insgesamt ca. 350,00 - 400,00 €. Ob die gesetzliche Krankenkassen die Kosten für die Sondierung übernehmen ist mir derzeit nicht bekannt.

Meine Erfahrungen/Einschätzung:

Für die Behandlung sind zwei Termine einzuplanen. Einmal für die Voruntersuchung und dann für die Sondierung selbst. Für den Sondierungstermin ist etwas mehr Zeit einzuplanen, da die Lidränder betäubt werden müssen. Die Einwirkzeit für die Betäubung beträgt ca. eine Stunde.

Ich habe im Jahr 2013 bei Dr. Handzel in erstmalig eine Sondierung erhalten. Die Behandlung war gut verträglich und nicht so unangenehm wie ich befürchtet hatte. Durch die Betäubung spürt man wenig von der Sonde.

Die Wirkung der Sondierung war bei mir mäßig. Subjektiv konnte ich keine große Verbesserung meiner Symptomatik feststellen. Objektiv kann ich es nicht beurteilen, da ich keine Anschlussuntersuchung mit Meibographie, TearLab oder Schimer habe machen lassen. Auch eine Expression der Drüsen wurde im Anschluss an die Sondierung nicht vorgenommen.

Im Sommer 2017 habe ich erneut eine Sondierung bei Dr. Asadi durchführen lassen.

Dies brachte eine gefühlte Verbesserung meiner Symptomatik. Das Sekret der Meibomdrüsen fließt nun wieder etwas besser. Durch objektive Messungen ist mein Empfinden bisher noch nicht belegt. Vielmehr habe ich nach der Sondierung noch keine erneuten Schirmertest, TearLab oder Meibographie gemacht.

Kosten der Behandlung:

Die Kosten für die Sondierung beliefen sich für mich auf 343,00 €. Zudem wurde eine Voruntersuchung durchgeführt, welche mit 100,00 € berechnet wurde.

Die Kosten für die Sondierung werden meines Wissens nach nicht von der gesetzlichen Krankenversicherung übernommen. Meine private Krankenversicherung beteiligte sich an den Kosten für die Sondierung auf freiwilliger Basis.

Weitere Informationen:

http://www.aivimed.de/patienten/trockenes-auge-2/meibom-druesen-dysfunktion/

Wer bietet die Sondierung unter anderem an?

Trockene Augen Zentrum - Augenarzt
Hamburger Straße 23
22083 Hamburg

Dr. Daniel M. Handzel
Dalbergstraße 22
36037 Fulda

Universitätsaugenklinik Düsseldorf
Moorenstraße 5
40225 Düsseldorf

Unter https://www.kmt-trockene-augen.de/Meibom_Dr.ue.sen-Blepharitis.htm findet sich eine Liste weiterer Ärzte im PDF-Format die eine Sondierung anbieten sollen. Für die Vollständigkeit und Richtigkeit wird jedoch keine Garantie übernommen.

5.5 Punctum Plugs (Tränenpunktstöpsel)

Eigentlich sind die Tränenwege beim gesunden Auge dafür da zu verhindern, dass die Tränenflüssigkeit nicht überläuft. Die Tränenwege leiten die Flüssigkeit zur Nase ab, wo sie in der Folge verdunstet. Um den Abfluss der Tränenflüssigkeit beim trockenen Auge zu verlangsamen bzw. zu verhindern, können die Tränenpünktchen mit einem Miniimplantat verschlossen werden. Dem Auge soll dann in der Folge dieser Tränenwegsverschlüsse mehr körpereigene Tränenflüssigkeit zur Verfügung stehen.

Diese Art der Behandlung wird bei moderaten bis schweren **hyposekretorischem** (siehe Kapitel 3.2) trockenen Augen eingesetzt. Beim evaporativen trockenen Auge ist das Einsetzen von Punctum Plugs üblicherweise wenig wirksam, da hier häufig kein Mangel an Tränenflüssigkeit an sich vorliegt, sondern die Lipidschicht des Tränenfilms gestört ist.

Je nach Art und Dauer der Beschwerden gibt es verschiedene Plugs aus, die durch den behandelnden Augenarzt eingesetzt werden können so z.B.:

- dauerhafte Plugs
- teildurchlässige Plugs (kein vollständiger Verschluss der Tränenpünktchen
- temporäre Plugs (lösen sich mit der Zeit vollständig auf; zur Testung, ob dauerhafte Plugs eine wirksame Therapieoption darstellen)

Weiterhin stehen bei den verschiedenen Plugs unterschiedliche Materialien und Formen zur Verfügung. Die dauerhaften Plugs werden in der Regel aus Silikon oder Acryl hergestellt, wohingegen die temporären aus Collagen bestehen, welches sich spätestens nach anderthalb Monaten aufgelöst hat.

Der Vorteil der dauerhaften Silikonplugs liegt darin, dass sich ihr Sitz in den Tränenpünktchen sehr gut kontrollieren lässt, da sie von außen sichtbar sind. Aufgrund der guten Sichtbarkeit sind Silikonplugs auch leicht entfernbar. Nachteilig ist jedoch, dass Silikonplugs häufig als Fremdkörper am Augen wahrgenommen werden können und so das Tragen aufgrund von Reizungen als unangenehm empfunden werden kann.

Um genau dieses Fremdkörpergefühl zu verhindern, werden Acrylplugs eingesetzt. Sie sitzen tief und „unsichtbar" im Tränenröhrchen. Ein Fremdkörpergefühl ist daher so gut wie ausgeschlossen. Der tiefe Sitz kann allerdings auch Probleme bei der Entfernung diese Plugs mit sich bringen.

Eine retrospektive Studie hat gezeigt, dass Punctum Plugs bei etwa dreiviertel aller Patienten mit **hyposekretorischen** trockenen Augen eine Verbesserung der Symptomatik brachten. Andere Studien zeigen eine verbesserte Tränenfilmaufrisszeit sowie eine Verringerung der Osmolarität des Tränenfilms und eine erhöhte Becherzellendichte.

Zu den stark durch das gewählte Material beeinflussten Nebenwirkungen von Punctum Plugs können unter anderem gehören:

- Fremdkörpergefühl im Auge
- tränende Augen
- Reizungen der Augenoberfläche (durch das herausstehende Ende des Stöpsels, das am Auge reibt),
- Entzündungen und allergische Reaktionen von Augenoberfläche und Lidrändern
- Infektionen der ableitenden Tränenwege (da sie nicht mehr permanent durchspült werden, können sich Bakterien dort festsetzen).

Meine Erfahrungen/meine Einschätzung:

Ich selbst habe 2012 temporäre Plugs getestet.

Sie wurden mir von meiner damaligen Augenärztin empfohlen und eingesetzt. Leider kannte Sie damals die evaporative Art meines trockenen Auges nicht, da bis dahin von den mich behandelnden Augenärzten schlichtweg nicht getestet worden war, welche Form des trockenen Auges bei mir vorliegt.

Das Einsetzen der Plugs funktionierte problemlos und die Plugs waren in der Folge auch in keinster Weise zu spüren. Damit meine ich leider auch, dass die Plugs nach meinem Empfinden keine Verbesserung der Symptome meines trockenen Auges brachten. Dies zeigte seinerzeit auch der Schirmertest an.

Insgesamt verwundert mich dies heute nicht mehr. Ich halte Punctum Plugs beim evaporativen trockenen Auge schlichtweg nicht für effektiv.

Bei einem hyposekretorischen trockenen Auge zeigen sich hingegen nicht zuletzt auch aufgrund der Studienlage achtbare Erfolge, wie z.B. auch ein verminderter Einsatz von Tränenersatzmitteln.

Kosten der Behandlung:

Hier liegen mir leider keinen aktuellen Informationen vor. Soweit mir bekannt ist werden die Kosten für das Einsetzen der Plugs durch den Augenarzt weder von der gesetzlichen noch von der privaten Krankenversicherung übernommen, sodass die Kosten für das Einsetzen und die Plugs selbst getragen werden müssen.

Wer bietet das Einsetzen von Punctum Plugs unter anderem an?

Theoretisch ist jeder Augenarzt in der Lage diese Behandlung anzubieten. Leider wissen längst nicht alle um die Möglichkeiten von Punctum Plugs.

Weiterführende Informationen im Netz:

http://www.aivimed.de/aerzte/produktkatalog/trockenes-auge/punctum-plugs/

https://youtu.be/dLYAJAWVzgg

5.6 BlephEx

Zur Reinigung der Augenlider und damit insbesondere zur Behandlung einer Blepharitis (Entzündung der Augenlider) steht in Deutschland seit kurzer Zeit ein neuartiges Gerät namens BlephEx zur Verfügung.

BlephEx ist ein mit Mikromotor betriebenes Handstück auf das ein rundes Einmal-Mikroschwämmchen aufgesetzt wird. Mit Hilfe einer speziellen Reinigungsflüssigkeit und rotierenden Bewegungen des Schwämmchens werden Schmutz und Entzündungsmaterial von den Lidern und Wimpern entfernt.

Nach Herstellerangaben beseitigt dieses Gerät auf einfache Weise Hautschuppen und bakterielle Ablagerungen von den Augenlider, die Hauptursache für entzündliche Erkrankungen der Augenlider sind. Diese spezielle Lidreinigungsmethode soll auch sehr effektiv gegen Demodexmilben (siehe unter anderem auch Kapitel 3.3.6) wirken.

Durch eine BlephEx-Behandlung sollen die Symptome einer Blepharitis wie z.B. verklebte Lidränder (häufig nach dem Schlafen), juckende/brennende Augen und/oder geschwollene Augenlider positiv beeinflusst werden. Hierzu ist es wichtig zu wissen, dass bei einem evaporativen trockenem Auge durch die Störung der Meibomdrüsen auch häufig eine Blepharitis (genauer: Meibomitis) vorliegt. Eine BlephEx-Behandlung kann daher auch das die Symptome des trockenen Auges insgesamt positiv beeinflussen.

Im Rahmen der 179. Versammlung des Vereins Rheinisch-Westfälischer Augenärzte wurde eine Studie vorgestellt, die die Wirkung von konventioneller Lidrandhygiene (Erwärmung und Massage der Lidränder siehe Kapitel 4.2.1) beim evaporativen trockenen Auge mit und ohne zusätzliche BlephEx-Behandlung verglich. Es zeigte sich, dass mit der zusätzlichen BlephEx-Behandlung eine höhere Anzahl an Ausführungsgängen der Meibomdrüsen geöffnet war. Die Beschaffenheit der Meibomlipide war mit BlephEx-Behandlung ebenfalls verbessert. Es wurde geschlussfolgert, dass eine zusätzliche mechanische Reinigung der Lidkanten und Meibomdrüsenausführungsgänge möglicherweise einen positiven Effekt bei einer Meibomdrüsen-Dysfunktion hat. Trotz weiterer Studien aus den USA, die einen ähnlichen positiven Effekt von BlephEx bei evaporativen trockenen Augen erkennen lassen, sind noch weitere Studien notwendig, um diese These zweifelsfrei zu belegen.

Meine Erfahrungen/Einschätzung:

Meiner Meinung nach stellt die BlephEx-Behandlung eine sinnvolle Ergänzung zur täglichen Lidkantenpflege beim evaporativen trockenem Auge dar. Die genannten Studien zeigen deutliche Hinweise, dass die lipidhaltige Komponente des Tränenfilms durch eine BlephEx-Behandlung gestärkt werden kann.

Ich selbst hatte bereits eine Behandlung mit dem Gerät. Diese war sehr angenehm, unkompliziert und konnte einfach durch eine Arzthelferin durchgeführt werden. In den Wochen nach der Behandlung hatte ich das Gefühl, dass meine Symptome des trockenen Auges zum Teil deutlich gemildert waren. So traten z.B. brennende Augen und verklebte Augenlider deutlich weniger auf.

Schlussendlich scheint BlephEx für Patienten die Probleme haben die Lidkantenpflege zuhause eigenständig durchzuführen (z.B. ältere Menschen) eine gelungene Alternative zu sein.

Kosten der Behandlung:

Die Kosten für eine BlephEx-Behandlung sind mit insgesamt ca. 60,00 € für beide Augen überschaubar. Nach meiner Kenntnis übernimmt die gesetzliche Krankenversicherung die Kosten nicht. Meine private Krankenversicherung hat die Kosten hingegen übernommen.

Wer bietet die Behandlung mit BlephEx unter anderem an?

Augenärztliche Gemeinschaftspraxis
Dr. med. Dirk Lahme und Dr. med. Andreas
Limesstraße 7
65191 Wiesbaden

Dr. med. Sabine v. Ehrlich-Treuenstätt
Fachärztin für Augenheilkunde
Von-Steuben-Str. 17
67549 Worms

Franziska Heller
Hauptstraße 6
97941 Tauberbischofsheim

Dr. med. Thorsten Taucherbeck
Hauptstraße 21
63897 Miltenberg

Trockene Augen Zentrum - Augenarzt
Hamburger Straße 23
22083 Hamburg

Dr. Olaf Noack
Bahnhofstraße 27
06749 Bitterfeld

Augenarztpraxis
Dr. med. Karen Maria Kerst
07407 Rudolstadt

Dr. Daniel M. Handzel
Dalbergstraße 22
36037 Fulda

Universitätsaugenklinik Düsseldorf
Moorenstraße 5
40225 Düsseldorf

Alpha Vision Internationales Augenzentrum
Praxis - Alte Bürger
Bürgermeister-Smidt-Str. 162
27568 Bremerhaven

Weiterführende Informationen:

http://www.bon.de/produkte/augenpflege/blephex-fuer-die-blepharitis-behandlung-idreinigung.html?_store=english&_from_store=german (Herstellervideo zur Anwendung und Wirkungsweise von BlephEx)

5.7 Meibomian Gland Expressoren (Mechanische Expression)

Die Meibomian Gland Expressoren sind Werkzeuge, die ein verbessertes Ausdrücken der Meibomdrüsen bei einer Meibomdrüsendysfunktion im Anschluss an die Lidkantenerwärmung ermöglichen sollen. Sie versprechen einen besseren Effekt als bei der Massage der Lidränder mit einem Wattestäbchen oder den Fingern.

Die Expressoren sehen häufig aus wie eine Mischung aus Pinzette und Zange. Drüsen sollen mit den Expressoren besser und beidseits umfasst werden können.

Folgende Werkzeuge sind bekannt:

Meibomian Gland Expressor (TearScience)
Mastrota Paddle (http://www.youtube.com/watch?v=RinkMHGIKO4)
MaskinMeibum Expressor (http://www.youtube.com/watch?v=INRY6_ZX4gw)

Zum Teil muss für die Behandlung mit den Expressoren eine lokale Betäubung erfolgen.

Dr. Handzel aus Fulda, der auch Meibomdrüsen-Sondierung anbietet, scheint sich mit den Expressoren etwas besser auszukennen. Er hat mit Kollegen in 2013 einen kleinen Artikel über die Expressoren veröffentlicht.

Auch Dr. Aral aus Köln bietet in seiner Privatpraxis fachärztliche Expression verstopfter Meibomdrüsen an (Video unter https://www.lidmed.de/service/lidpflege/) In einige Facebookgruppen und Foren wird auf diese manuelle fachärztliche Expression der Drüsen geschworen.

Bisher scheint die Studienlage zu den Expressoren insgesamt recht mau, sodass bei den Fachärzten die letzte Überzeugung für die Anwendung der Expressoren zu fehlen scheint.

Meine Erfahrungen/Einschätzung:

Ich habe keinerlei Erfahrung mit den Expressoren.

Allerdings finde ich die zum Teil erforderliche Betäubung schon recht abschreckend. Dr. Handzel rät zur Vorsicht bei der Anwendung, da die Augenlider bei zu starkem Druck verletzt werden können.

Letztendlich kenne ich keine Erfahrungsberichte, wo die Expressoren bei einer Meibomdrüsendysfunktion für einen durchschlagenden Erfolg verantwortlich waren.

Kosten der Behandlung:

Hier liegen mir keine Informationen vor.

Wer bietet die Behandlung mit mechanischer Expression an?

Auch hier liegen mir keine Informationen vor. Eventuell kann man in der Praxis von Dr. Handzel in Fulda weiterhelfen. Auch die größeren Uniaugenkliniken könnten hier weitere Informationen vorliegen haben.

5.8 TrueTear Neurostimulator

Die Firma Allergan hat in den USA einen sogenannten Neurostimulator auf den Markt gebracht. Dieses Gerät soll bei einem trockenen Augen mit einem Defizit der wässrigen Schicht die Tränenproduktion anregen.

Hierfür besteht das Gerät aus zwei dünnen, langen Stäben, die tief in beide Nasenlöcher eingeführt werden müssen. Die Stäbe geben leichte Energieimpulse ab und stimulieren so bestimmte Nerven in der Nasenhöhle, die die Produktion der wässrigen Tränenschicht steuern.Es soll dadurch nach Herstellerangaben zu vermehrtem Tränenfluss kommen.

Das Gerät bestehen aus vier Teilen. Dem sogenannten „Tip" (Hydrogelaufsatz, der aus den beiden langen Stäben besteht und alle 48 Stunden ersetzt werden muss), der Basiseinheit (steuert die Intensität der Impulse), einem Ladeteil für die Stromaufladung und einer Schutzhülle. Die Reinigung des „Tip" nach der Anwendung erfolgt mit Alkoholtüchern.

Das Gerät ist klein, handlich und kann so leicht außerhalb der eigenen vier Wände mitgenommen und angewandt werden. Weiterhin gibt es eine App über die sich das Gerät steuern lässt bzw. die Anwendungen überwacht oder aufgezeichnet werden können.

Der Hersteller empfiehlt eine Anwendung des Neurostimulators zwei Mal täglich.

Das Gerät ist meines Wissens nach bisher nur auf dem US-Markt erhältlich. Ob die größeren Unikliniken in Deutschland ein Testgerät haben ist mir nicht bekannt. Für Interessierte wäre es aber eine Möglichkeit sich hier einmal durchzutelefonieren und das Gerät so ggf. einmal testen zu können.

Meine Erfahrungen/Einschätzung:

Ich bin skeptisch, insbesondere ob die Wirksamkeit des Gerätes den Preis rechtfertigt. Zumindest ist der Ansatz der Neurostimulation innovativ. Größere unabhängige zur Wirksamkeit fehlen meines Wissens nach aber bisher.

Kosten der Behandlung:

Die Kosten für das Gerät sollen sich auf ca. 600 - 950 € belaufen, was aus meiner Sicht ziemlich heftig ist. Das Gerät ist meines Wissens nach bisher nur auf dem US-Markt erhältlich.

Wer bietet die Behandlung mit TrueTear an?

Hier liegen mir keine Information vor.

Weiterführende Informationen:

https://www.truetear.com (Herstellerseite)

6. Alternativmedizinische Behandlungsansätze

6.1 Sanddornöl

Eine finnische Studie untersuchte im Jahr 2011, ob die Einnahme von täglich 2 g Sanddornölkapseln die Qualität der Lipidschicht des Tränenfilms beim hyperevaporativen Auge beeinflusst.

Die Untersuchung des Tränenfilms nach drei Monaten ergab keinen Unterschied hinsichtlich der Zusammensetzung des Tränenfilms. Allerdings ergab sich eine leicht verminderte Osmolarität des Tränenfilms, was positiv zu bewerten ist.

Für ein endgültiges Urteil über die Verwendung von Sanddornöl zur Verbesserung von trockenen Augen ist es daher noch zu früh. Weitere Studien existieren bisher nicht.

Nichtsdestotrotz gibt es z.B. in Internetforen einige positive Berichte zu Sanddornöl vom Betroffenen.

Die Frage scheint daher, woher der positive Effekt bei diesen Leuten rührt. Sanddorn enthält viel Provitamin A (Beta-Carotin), Vitamin C und weitere Antioxidantien. Oder sind doch die vielen Omega-Fettsäuren (Sanddorn enthält Omega 3,6,7 und 9) verantwortlich? Einige Internetseiten berichten von einem positiven Einfluss von Sanddornöl auf die Qualität des Sekrets der Meibomdrüsen. Möglicherweise bilden sich die Leute den positiven Effekt auch nur ein?

Meine Erfahrungen/Einschätzung:

Ich selbst habe Sanddornölkapseln (2 g Sanddornöl pro Tag) vor etwa zwei Jahren für einen Zeitraum von drei Monaten getestet und konnte subjektiv keine Wirkung auf meine trockenen Augen feststellen. Nichtsdestotrotz würde ich jedem raten einmal einen Versuch mit Sanddornöl zu starten (mindestens drei Monate), da es positive Erfahrungsberichte gibt und auch die bisher einzige Studie mit der Verringerung der Osmolarität des Tränenfilms eine leicht positive Tendenz hatte. Nebenwirkungen von Sandornölkapseln sind bisher keine bekannt.

Kosten der Behandlung:

Ich habe mir damals die Sanddornölkapseln der Firma Sanct Bernhard bestellt. Diese enthalten pro Kapsel 500 mg Sanddornöl, sodass man täglich vier Kapseln einnimmt. Für 25 Tage kosten die Kapseln derzeit 19,50 € inklusive Versand.

Die Kosten für die Kapseln werden weder von der gesetzlichen noch von der privaten Krankenversicherung übernommen.

Wer bietet die Behandlung mit Sanddornöl unter anderem an?

Da es sich hier nicht um ein anerkannte Behandlungsmethode handelt, sondern um Nahrungsergänzung erfolgt die Einnahme in Eigenregie. Es empfiehlt sich hierzu vorab mit dem behandelnden Haus- und Augenarzt abzusprechen.
Weiterführende Informationen:

Da es sich bei Sanddornöl um einen recht Alternativen Behandlungsansatz handelt, kann ich außer den bereits unten angeführten Verweisen keine weiterführenden Informationen bieten.

6.2 Akupunktur

Bei Akupunktur handelt es sich um eine Therapiemethode der traditionellen chinesischen Medizin (TCM). Diese gilt als komplementär- bzw. alternativmedizinisch. Die ersten Berichte über Akupunkturanwendungen sind über 2000 Jahre alt. Die therapeutische Wirkung soll durch Nadelstiche an bestimmten Körperpunkten erzielt werden. Hierdurch soll der Fluss der Lebensenergie (Qi) positiv beeinflusst werden.

Bei einem trockenen Auge werden die Akupunkturnadeln, um das Auge herum an bestimmte Punkte gesetzt. Da das Auge dem Funktionskreis Leber und Galle zugeordnet wird, soll dieser durch die Akupunktur positiv beeinflusst werden.

In der Regel werden beim trockenen Auge fünf bis zehn Sitzungen durchgeführt, wobei einmal die Sitzungen einmal wöchentlich stattfinden.

Die von der TCM angenommenen Wirkmechanismen lassen sich wissenschaftlich nicht belegen, sodass in den Fällen in denen Akupunktur wirkt, häufig der Placebo-Effekt verantwortlich gemacht wird. Speziell zum trockenen Auge ist eine Studie bekannt, die einen positiven Effekt von Akupunktur vermuten lässt. Schirmer Test, Tränenfilmaufrisszeit und Tropfhäufigkeit wurden im Rahmen dieser Studie verbessert. Die genauen Hintergründe für die Verbesserung konnten jedoch nicht geklärt werden.

Im Rahmen einer Diplomarbeit (siehe unten) wurde die Feststellung getroffen, dass bei vielen Sicca-Patienten auch eine psychische und emotionale Anspannung vorhanden ist. So wurde auf der Grundlage von weiteren Studien die Hypothese aufgestellt, dass die Akupunktur die psychische Spannung der Patienten verringere und so zu einer Verbesserung des trockenen Auges beiträgt. Weiterhin wurde die Wirksamkeit von Akupunktur als Schmerztherapie herausgestellt.

Meine Erfahrungen/Einschätzung:

Die Akupunktur hat bei mir zu keiner Verbesserung des trockenen Auges geführt.

Ingesamt habe ich sieben Akupunkturbehandlungen erhalten. Zunächst drei Tage hintereinander, dann bis zum Schluss im wöchentlich Abstand. Weder die objektiven Tests wie z.B. Schirmer oder

TearLab haben eine Verbesserung gezeigt. Auch mein subjektives Empfinden hat sich nicht gebessert.

Den leicht entspannenden und beruhigenden Effekt von Akupunktur konnte ich hingegen wahrnehmen. Ich halte daher einen Therapieversuch mit Akupunktur für sinnvoll, wenn die emotionale Belastung durch das trockene Auge sehr stark ist, was bei sehr vielen Betroffenen der Fall ist.

Kosten der Behandlung:

Die Kosten der Behandlung beliefen sich auf ca. 75,00 € pro Sitzung und wurden von meiner privaten Krankenversicherung nicht erstattet. Folglich wird auch keine gesetzliche Krankenversicherung die Kosten für eine Akupunktur zur Behandlung des trockenen Auges übernehmen.

Wer bietet die Behandlung mit Akupunktur unter anderem an?

In Hannover bietet die Privatpraxis Dr. Offenbaren Akupunktur an. Sollte in Ihrer Gegend kein Augenarzt Akupunktur anbieten, können eventuell Heilpraktiker oder Zentren für traditionelle chinesische Medizin weiterhelfen.

Weiterführende Informationen:

https://youtu.be/RuPRK1cGbQ4

Diplomarbeit zur Rolle von Akupunktur und Psychotherapie beim trockenen Auge:

https://online.medunigraz.at/mug_online/wbabs.getDocument?pThesisNr=16323&pAutorNr=59741&pOrgNR=1

6.3 Osteopathie

Die Osteopathie ist eine alternativmedizinische Behandlungsmethode mit verschiedenen Ansätzen sodass eine allgemein gültige Definition schwierig ist.

Den meisten Ansätzen ist jedoch gemein, dass sie das Ziel haben Funktions- und Bewegungseinschränkungen im Körper zu finden und diese mittels bestimmter Griffe, meistens mit den bloßen Händen, zu beheben. Durch das Beheben der Einschränkungen soll der Körper unter anderem in die Lage versetzt werden seine Selbstheilungskräfte zu aktivieren.

Fundierte Belege dafür, dass Osteopathie bei trockenen Augen hilft gibt es nicht. So ist mir auch keine Studie bekannt die eine potenzielle Wirkung von Osteopathie beim trockenen Auge untersucht hat. Allerdings gibt es in diversen Foren immer mal wieder Berichte von Einzelpersonen, denen Osteopathie bei trockenen Augen geholfen hat.

Meine Erfahrungen/Einschätzung:

Grundsätzlich finde ich die Osteopathie einen spannenden Ansatz, der einen insgesamt dazu bringen kann, den Körper als ein zusammenhängendes System zu betrachten. Sobald in einem Bereich eine Störung auftritt funktioniert das große Ganze nicht mehr richtig.

Bei meinen trockenen Augen hat mir Osteopathie allerdings nicht geholfen. Insgesamt habe ich 4 Sitzungen à 60 Minuten erhalten. Es wurde sowohl an meinem Bewegungsapparat als auch direkt am Auge behandelt, um mögliche Blockade im Körper zu lösen. Nach Beendigung der Behandlung konnte ich keinerlei Veränderung an meinen Augen feststellen. Fairerweise muss man sagen, dass dies mein subjektives Empfinden war und direkt nach der Behandlung keine objektiven Tests wie z.B. Schirmer oder TearLab gemacht wurden.

Kosten der Behandlung:

Die Kosten pro Sitzung beliefen sich auf 70,00 € und wurden von meiner privaten Krankenversicherung übernommen. Einige gesetzliche Krankenkassen sollen Teile der Kosten für osteopathische Behandlung übernehmen, sofern eine formlose ärztliche Bescheinigung über die Notwendigkeit vorgelegt wird und eine anerkannte berufliche Qualifikation des Osteopathen gegeben ist.

Wer bietet die Behandlung unter anderem an?

Einfach in einer osteopathischen Praxis Ihrer Wahl fragen, Ihre Probleme mit den Augen schildern und nach Behandlungsmöglichkeiten fragen.

Weiterführende Informationen:

http://www.osteopathie.de (Seite der Bundesvertretung der Osteopathen in Deutschland mit einigen interessanten Informationen)

6.4 Homöopathie

Homöopathie ist eine alternativmedizinische Behandlungsmethode. Der Grundsatz der Homöopathie lautet: „Ähnliches möge durch Ähnliches geheilt werden". Konkret bedeutet dies z.B., dass ein Heilmittel wie die Brennessel ein Brennen auf der Haut verursacht, aber in sehr geringer Dosis gegen Brennen auf der Haut helfen kann.

Zur Anwendung beim trockenen Auge stehen verschiedene homöopathische Augentropfen zur Verfügung:

• Chelidonium Rh D4 Augentropfen von Weleda :

Diese Augentropfen sollen die natürliche Tränensekretion anregen und so gegen trockene/brennende Augen helfen. Als Wirkstoff ist Schöllkraut enthalten, welches drüsenanregend wirken soll. Ebenfalls können die Augentropfen bei übermüdeten Augen helfen.

• Euphrasia D3 Augentropfen von Weleda / Wala:

Als Wirkstoff ist hier die Wiesenblume Euphrasia („Augentrost") enthalten, welcher insbesondere bei erkältungsbedingt gereizten oder tränenden Augen helfen kann. Manchen helfen die Tropfen auch beim trockenen Auge.

• Visiodron Malva Augentropfen von Weleda:

In diesen Augentropfen Hylauronsäure und Malvenextrakt enthalten. Die ursprünglich aus Asien und Südeuropa stammende Wilde Malve ist eine Heilpflanze, die einen hohen Anteil an Polysaccharid-Schleimstoffen enthält, die dabei helfen können die Feuchtigkeit auf dem Auge zu bewahren. Weiterhin werden der Malve eine antientzündliche und antioxidative Wirkung nachgesagt.

Weiterhin gibt es die Möglichkeit gegen das trockene Auge homöopathische Globuli (kleine Kügelchen) mit einem Glas Wasser einzunehmen. So z.B.:

• Euphrasia D 12:

Hier ist ebenfalls Augentrost enthalten. Die Globuli können bei trockenen, brennenden oder juckenden Augen mit roten Lidrändern helfen. Auch ein starkes Druckgefühl auf den Augen kann ggf. reduziert werden.

• Mercurialis Augentropfen:

Zum Teil wird die Auffassung vertreten, dass diese Augentropfen die Produktion der Meibomdrüsen anregen. Weiterhin sollen sie bei Lidrandentzündung und Fremdkörpergefühl helfen.

Schüssler-Salze:

Ähnlich der Homöopathie soll sich die Wirkung von Schüssler-Salzen ergeben. Alle Wirkstoffe der Schüßler-Salze kommen aus dem Reich der Mineralien. Die Mineralien werden aber nur verdünnt eingesetzt. Eine Wirksamkeit der Schüßler-Salze ist nicht zweifelsfrei nachgewiesen.

Beim trockenen Auge sollen helfen:

• Pulsatilla pratensis

Bei Bindehautentzündungen und Gerstenkörnern.

• Veratrum album

Bei sehr trockenen Augen.

• Sulphur

Bei Überanstrengung der Augen, geröteten Lidränder.

• Alumina D12

Insbesondere bei fehlender wässriger Komponente des Tränenfilms.

• Natrium Chloratum D12

Wird Salz des Flüssigkeitshaushaltes genannt. Es wirkt regulierend auf den Wassehaushalt des Körpers.

• Argentum nitricum (Silbernitrat; auch als Augentropfen von Weleda erhältlich)

Bei Bindehautentzündung.

Die Dosierung der Salze sollten Sie mit mit Ihrem behandelnden Homöopathen besprechen bzw. der beigefügten Packungsbeilage.

Meine Erfahrungen/Einschätzung:

Aufgrund der kurzen Ausführungen in diesem Abschnitt ist für Sie unter Umständen bereits erkennbar, dass ich sowohl dem Ansatz der Homöopathie als auch dem der Schüßler-Salze nicht vertraue.

Ich selbst habe für ein paar Monate homöopathische Mittel gegen das trockene Auge und gegen andere Beschwerden eingenommen. Dies haben mir nicht geholfen, sodass ich der Homöopathie generell skeptisch gegenüberstehe.

Kosten der Behandlung:

Individuell. Bei Heilpraktikern wird häufig nach dem Gebührenverzeichnis für Heilpraktiker abgerechnet.

Wer bietet die Behandlung unter anderem an?

In der Regel Heilpraktiker oder Allgemeinmediziner/Augenärzte mit heilpraktischer Zusatzausbildung.

6.5 Manukahonig

Manukahonig wird von Bienen aus dem Blütennektar der Südseemyrthe erzeugt. Diese Pflanze ist in Neuseeland und Australien beheimatet.

Generell gilt der Verzehr des Honigs aufgrund vieler enthaltener Spurenelemente und Vitamine vielfach als sehr gesund.

Mit der australischen Firma Melcare gibt es einen Hersteller von Augentropfen, die Manukahonig enthalten. Der Tropfen heißt „Optimel Manuka Dry Eye Drops" und ist meines Wissens nach allenfalls über die internationale Apotheke zu bekommen.

Die Augentropfen sollen insbesondere durch den antibakteriellen Effekt des Manukahonigs wirken. Der antibakterielle Effekt, so die Theorie des Herstellers, bekämpft übermäßiges Wachstum an Bakterien, welches durch Tränendefizit oder Meibomdrüsendysfunktion hervorgerufen wird und einen instabilen Tränenfilm sowie Schäden an der Augenoberfläche verursacht.

Leider enthalten die Augentropfen mit Benzoesäure ein Konservierungsmittel, sodass die Tropfen für eine Langzeit- oder Intensivtropftherapie nicht geeignet sind.

Meine Erfahrungen/Einschätzung:

In verschiedenen Foren und Facebook-Gruppen gibt es einige positive Erfahrungsberichte zu diesen Augentropfen. Ich persönlich halte zur Reduzierung von einer übermäßigen bakteriellen Besiedlung der Augen eine kurzzeitige Antibiotikatherapie mit Tropfen oder Tabletten für effektiver. Bei Unverträglichkeiten von Antibiotika bzw. einer Resistenz kann ein Versuch mit den Manukahonig-Augentropfen es jedoch wert sein. Von einer Dauertherapie ist jedoch wegen des enthaltenen Konservierungsstoffes jedoch abzuraten.

Kosten der Behandlung:

Eine Packung Augentropfen (enthält ein Mehrdosisbehältnis 10 ml) aus Großbritannien nach Deutschland zu bestellen kostet nach derzeitigem Umrechnungskurs ca. 24,00 €. Die Krankenkassen übernehmen die Kosten nicht.

Wer bietet die Behandlung unter anderem an?

Die Behandlung mit den Manukahonigtropfen wird nach meiner Kenntnis nicht von Augenärzten verordnet. Es erfolgt eine eigenverantwortliche Tropftherapie.

Weiterführende Informationen:

https://www.fn-trockene-augen.de/2018/04/06/manuka-augentropfen/ (Erfahrungsbericht)

6.6 Acetylcystein

Bei einer speziellen Form des trockenen Auges mit einem Überschuss der Schleimschicht (Muzinschicht) können Augentropfen helfen (ILUBE Eye Drops), die einen fünfprozentige Acetylcystein-Anteil mit einem Zellulosewirkstoff kombiniert. Die meisten Apotheken sind auch in der Lage nach eigener Rezeptur Augentropfen mit dem gewünschten Gehalt an Acetylcystein herzustellen.

Durch die Tropfen soll die Klebrigkeit der Tränen (Schleimschicht) verringert werden. Gleichzeitig soll die Produktion der wässrigen Tränenschicht durch die Augentropfen angeregt werden. Weiterhin wird Acetylcystein eine antioxidative und antientzündliche Wirkung zugesprochen.

Die Augentropfen sind rezeptpflichtig, weshalb das genaue Studieren der Packungsbeilage und das aufklärende Gespräch mit dem behandelnden Augenarzt bei der Anwendung besonders wichtig ist.

Meine Erfahrungen/Einschätzung:

Bei diesen Augentropfen vermag ich keine Einschätzung zu geben. Die Anwendungsfälle scheinen vergleichsweise selten, sodass ich zu den Tropfen bisher keine Erfahrungsberichte gehört/gelesen, geschweige denn die Tropfen selbst ausprobiert habe.

In der Augenklinik in Düsseldorf sagte man mir, dass Acetylcystein auch als Schleimlöser bei Husten eingesetzt wird. Deshalb vermag es wohl zähflüssiges Meibum aufzulösen.

Kosten der Behandlung:

10 ml der Augentropfen kosten derzeit zwischen 88,00 - 100,00 €. Die Kosten dürften von den Krankenkassen unter Vorlage der entsprechenden Verordnung übernommen werden.

Wer bietet diese Behandlung unter anderem an?

Ich habe den Tip für Acetylcystein von Prof. Dr. Knop aus der Uniklinik in Düsseldorf. Er meinte es könne helfen, das Sekret der Meibomdrüsen zu verflüssigen.

Weiterführende Informationen:

https://www.deutsche-apotheker-zeitung.de/daz-az/2012/daz-7-2012/n-acetylcystein-kann-mehr-als-sekret-loesen-studien-zeigen-neue-therapieoptionen-auf

6.7 Kokosöl

Es gibt viele positive Erfahrungsberichte über die Wirkung von Kokosöl beim trockenen Auge.

So wird z.B. über ein reizmildernde und feuchtigkeitsspendende Wirkung auf die Augen berichtet, wenn Kokosöl rundum die Augenpartie einmassiert wird. Auch bei der Lidkantenmassage nach einer Wärmebehandlung kann es eingesetzt werden, da der ölige Film den Reiz der Massage verringert und die Finger bzw. das Wattestäbchen besser gleiten lässt.

Zum Teil gibt es auch Berichte, dass das Auftragen von Kokosöl auf die Augenpartie bei nichtinfektiöser Bindehautentzündung eine heilende Wirkung entfalten kann. Diese Berichte sind sicherlich mit einer großen Portion Skepsis zu betrachten.

Die gleiche Skepsis gilt meines Erachtens bei der Verwendung von reinem, flüssigen Kokosöl als Augentropfen, welches von manchen mittels einer Pipette direkt ins Auge geträufelt wird.

Meine Erfahrungen/Einschätzung:

Kokosöl ist insbesondere für die Pflege der Augenpartie für mich unerlässlich. Durch die täglichen Wärmebehandlungen ist meine Augenpartie häufiger Mal gereizt und trocken. Hier hilft es ihr, wenn ich eine kleine Menge Kokosöl zwischen die Finger nehme, diese verreibe bis es flüßig wird und es dann auf die Augenpartie großzügig auftrage.

Gelegentlich nutze ich Kokosöl auch bei der Lidkantenmassage nach der Wärmebehandlung, weil es die Finger einfacher gleiten lässt und so die Massage für die Augen / Lider reizärmer gestaltet. Netter Nebeneffekt: Kokosöl wirkt gegen Augenringe und Falten.

Kokosöl bei akuten Entzündungen einzusetzen, habe ich noch nicht ausprobiert und würde es auch nicht tun. Auch als Ersatz für Augentropfen habe ich Kokosöl bisher nicht eingesetzt und bin da skeptisch.

Kosten der Behandlung:

Beim Kauf des Kokosöls würde ich immer auf Bio-Qualität achten. 200 ml gibt es hier schon ab 3,95 €.

7. Sonstige Behandlungsmethoden

7.1 Sklerallinsen

Angeblich soll schon Leonardo da Vinci probiert haben mit Sklerallinsen vergleichbare Linsen herzustellen, da er das Brillen tragen leid war. Ob das stimmt, wer weiß...

Sklerallinsen haben gegenüber herkömmlichen Kontaktlinsen einen entscheidenden Vorteil. Sie liegen auf der sogenannten Lederhaut (weißer Teil der Augenoberfläche = Sklera) und nicht auf der Hornhaut des Auges auf. Dies führt beim Tragen zu einer deutlich geringeren Reizung der Hornhaut. Weiterhin bestehen die Linsen aus hochsauerstoffdurchlässigem Material, was eine bessere Sauerstoffversorgung des Auges ermöglicht.

Vor dem Einsetzen werden die Sklerallinsen mit einer unkonservierten Kochsalzlösung befüllt. Die Kochsalzlösung soll bei der Regeneration des Auges helfen. Es ist auch denkbar statt der Kochsalzlösung andere regenerationsfördernde Tropfen wie z.B. Corneregel oder bei sehr schweren Fällen des trockenen Auges auch Eigenserumtropfen in die Linsen zu füllen. Nur mit fetthaltigen Tropfen soll es nicht so gut funktionieren.

Weshalb aber nun eigentlich Regeneration? Nun ja man sollte immer im Hinterkopf haben, dass das trockene Auge eine entzündliche Erkrankung ist. Die Entzündungen hinterlassen je nach Art und Schwere ihre Spuren am Auge, so z.B. auf der Hornhaut. Flüssigkeiten insbesondere mit den entsprechenden heilungsfördernden Wirkstoffen beschleunigen die Regeneration des Auges.

Das Einsetzen der Sklerallinsen erfolgt mit dem Kopf vornüber gebeugt, damit die Flüssigkeit beim Einsetzen in der Linse bleibt (Video dazu auf YouTube: https://m.youtube.com/watch?v=22J3KJSymR4) Da die Sklerallinsen wohl auch in der Lage sind Hornhautunebenheiten auszugleichen, wird das Sehen von vielen Trägern als ultrascharf beschrieben.

Die ersten Tage mit den Sklerallinsen scheinen nach der Beschreibung einiger Träger dennoch nicht einfach. Manche sprechen von einem unangenehmen Fremdkörpergefühl. Vielfach wurde aber auch berichtet, dass es sich definitiv lohnt dran zu bleiben und nicht gleich zu Anfang die Flinte ins Korn zu werfen.

Meine Einschätzungen/Erfahrung:

Ich halte Sklerallinsen, ähnlich wie die Eigenserumaugentropfen, für eine der letzten Waffen gegen das trockene Auge. Sprich, wenn alles andere beim trockenen Auge (IPL, LipiFlow und co.) nicht geholfen hat, würde ich zunächst versuchen mit diesen Linsen einen Erfolg zu erzielen. Es gibt einige wirklich sehr positive Erfahrungsberichte in Foren und Facebookgruppen. Wie angesprochen ist sogar eine Kombination der Linsen mit den Eigenserumaugentropfen denkbar.

Kosten der Behandlung:

Hier nun der wirkliche Haken an der Sache. Wahrscheinlich auch ein Grund, warum Sklerallinsen vergleichsweise wenig bekannt und eingesetzt sind. Sie kosten ein Schweinegeld. Dafür werden Sie aber auch individuell gefertigt. Es erfolgt eine detaillierte Anpassung an das jeweilige Auge des Trägers. In jedem Fall sollte (am besten vorab) versucht werden eine Kostenübernahmeerklärung der

Krankenkasse zu bekommen. Es hilft eine ärztliche Verordnung und bei sehr schweren Fällen kann die Krankenkasse wohl auch zur Übernahme der Kosten verpflichtet sein. Also nicht gleich aufgeben!

Bei Visser Kontaktlinsen aus den Niederlanden liegt der Preis für ein Paar Linsen zwischen 2.500,00 und 3.000,00 €. Die Firma beliefert z.B. die MÜLLER Welt Kontaktlinsen GmbH in Stuttgart.

Wer bietet die Behandlung an?

Sprechen Sie Ihren behandelnden Augenarzt bei entsprechender Indikation (schweres trockenes Auge) auf die Sklerallinsen an. Insbesondere in den Uniaugenkliniken wird man über diese Möglichkeit Bescheid wissen. Dann werden Sie einen Optiker suchen müssen, der Ihnen die Linsen bestellen bzw. anpassen kann.

Mir sind bisher nur die Optiker MÜLLER Welt (siehe oben) und Gero Mayer aus Frankfurt am Main bekannt. Grundsätzlich sollten aber die meisten fähigen Optiker in der Lage sein die Sklerallinsen zu bestellen und anzupassen.

Weiterführende Informationen:

www.geromayer.de (Optikermeister mit Erfahrungen im Bereich Sklerallinsen)

https://www.kmt-trockene-augen.de/Sklerallinsen.html (spannender Erfahrungsbericht über Sklerallinsen)

https://www.visserkontaktlinsen.de/medizinischelosungen/sklerallinsen/ (Hersteller von Sklerallinsen)

7.2 Speicheldrüsentransplantation

Bei besonders schweren Fällen des trockenen Auges bei denen eine Erblindung droht, gibt es seit den 90er-Jahren die Möglichkeit der Transplantation einer Unterkieferspeicheldrüse. Hierfür ist ein operativer Eingriff notwendig bei dem eine eigene Speicheldrüse in die Schläfenregion verpflanzt wird. Das Auge wird nun durch das Sekret der Speicheldrüse befeuchtet (Bericht: https://www.uksh.de/kieferchirurgie-luebeck/Informationen+für+Patienten/Behandlungen/Tränenersatz+durch+Speicheldrüsensekret.html)Im Jahr 2010 wurde erstmals eine Speicheldrüse zur Behandlung des trockenen Auges von Mensch zu Mensch übertragen (Bericht: https://www.uni-luebeck.de/aktuelles/nachricht/artikel/chirurgie-des-sicca-syndroms-trockenes-auge.html)

Kosten der Behandlung:

Über die Kosten der Behandlung ist mir nichts bekannt. Da der Eingriff aber nur bei besonders schweren Fällen des trockenen Auges durchgeführt wird (bei denen sonst eine Erblindung droht) dürfte eine vollständige Übernahme durch die Krankenkassen der Regelfall sein.

Wer bietet die Behandlung an?

Weltweit sind nur einige wenige Kliniken in der Lage die Operation durchzuführen. In Deutschland bietet meines Wissens nur die Uniklinik Lübeck die entsprechende Möglichkeit.

Weiterführende Informationen:

https://www.kmt-trockene-augen.de/Speicheldr.ue.sen_-transplantation.htm   (beeindruckender Erfahrungsbericht mit vielen nützlichen Infos)

8. Meine „Daily Routine"

Genug mit der Wissenschaft und den ganzen Behandlungsmöglichkeiten. Jetzt Butter bei die Fische!

Wie habe ich mein trockenes Auge in den Griff bekommen? Sie werden festgestellt haben, dass ich vieles probiert habe. Einige Behandlungsmethoden habe ich dabei mehrfach genutzt. Was mir aber wirklich geholfen hat, ist eine Kombination aus:

- IPL:

Ich habe mich die letzten drei Jahre einmal jährlich einer IPL-Therapie (á 4 Sitzungen) in der Augenklinik Düsseldorf unterzogen.

Ich konnte insbesondere jeweils ab der zweiten Sitzung einen leichte Verflüssigung des Meibomdrüsensekretes feststellen.

Das Brennen der Augen ging zurück.

- Blephasteam:

2 x täglich für mindestens 15, besser 20 Minuten.

Das Gerät schaltet sich von Werk aus nach 10 Minuten Behandlung ab, daher wenn die grüne Lampe die Betriebsbereitschaft anzeigt die Brille aufsetzen und erst nach fünf bis zehnMinuten den Startknopf drücken, so bekommen Sie konstante Wärme von mindestens 40 Grad für 15-20 Minute auf die Augenlider.

Diese verlängerte Anwendung hat einen stark verflüssigenden Effekt auf das Meibomdrüsensekret

Die Anwendung am Morgen bereitet mich super auf die Bildschirmarbeit vor und ich muss an einem acht Stunden Tag maximal einmal Augentropfen verwenden.

- Lidkantenerwärmung mit Hot Stones:

Vor einigen Jahren schenkte mir meine Freundin für die Rückenmassage ein Set „Hot Stones". Die Steine werden üblicherweise in einem Kochtopf mit Wasser erhitzt und dann zur Massage eingesetzt. Zwei dieser Steine passen perfekt auf meine Augen.

Der Vorteil der Steine ist, dass sie perfekt auf meine Augen passen und jeweils das obere und untere Augenlid gleichzeitig erwärmen.

Üblicherweise erhitze ich für die Anwendung Wasser im Teekocher. Sobald das Wasser kocht, kommt es gemeinsam mit den beiden Steinen in eine wärmefeste Schale. Die Steine benötigen nun etwa 3 - 5 Minuten um die Hitze des Wassers aufzunehmen. Nach dieser Zeit giesse ich das heiße Wasser vorsichtig ab und kann nun mit der Wärmeanwendung auf den Augen beginnen. Falls die Steine für das Auflegen auf die Augen noch zu heiss sind, warte ich noch etwas ab. Sobald die Wärme dann ein angenehmes Niveau erreicht hat, lege ich die Steine für mindestens 10-15 Minuten auf beide Augen. Wellness für die Augen!

Früher habe ich so einmal täglich die Lidkantenerwärmung durchgeführt. Mittlerweile nutze ich diese Methode nur noch einmal in der Woche und lasse an dem Abend/Morgen Blephasteam wegfallen.

Probieren Sie diese Methode wirklich einmal aus. Es lohnt sich! Auf Ebay oder Amazon kosten die Hot Stones maximal 15,00 €.

• Lidkantenmassage:

Mindestens 2 x täglich sanfte Massage der Lidkanten mit Wattestäbchen oder sauberen Fingern (über die Seite https://www.kmt-trockene-augen.de von Mario Schäfer habe ich mir zum sehr fairen Preis von 20,00 € eine Drüsen-Expressions-Roller bestellt, den ich gelegentlich für die Massage verwende; meines Erachtens sehr zu empfehlen, wie teuer die professionellen Roller aus Großbritannien und den USA sind) nach Blephasteam-Behandlung.

Bei der Massage zunächst alle Augenlider vertikal und dann horizontal massieren.

Im Anschluss Reinigung mit Ilast Hydraclean.

• Meibomdrüsen-Sondierung:

Lasse ich natürlich nicht täglich machen, möchte ich dennoch hier benennen, weil sie mir zweiten Mal gut geholfen hat.

Meine erste Sondierung der Drüsen brachte kaum Verbesserung, dafür die zweite umso mehr.

Die zweite Sondierung habe ich auf eigene Verantwortung und ohne Absprache mit den behandelnden Ärzten direkt vor einer Behandlung mit IPL durchführen lassen.

Die IPL-Behandlung im Anschluss hat dann offensichtlich geholfen den Effekt der Sondier-
       ung zu verbessern.

Eine solche Kombination von IPL und Sondierung dürfte daher an mir erstmalig in Deutschland durchgeführt worden (ich spreche daher ausdrücklich keine Empfehlung aus diese beiden Therapiemethoden eigenständig und ohne ärztliches Einverständnis zu kombinieren

• Tränenersatzmittel:

Ich verwende nur noch sehr selten Tränenersatzmittel. Manches Mal in den Morgenstunden, wenn sich die Augen sehr müde anfühlen oder wenn die Nacht sehr kurz war. Meine persönlichen Top 3 sind hier:

• Remogen Omega 3

• Hylo Protect

• Visine Müde Augen

Zugegeben die Augentropfen sind jetzt nicht die allerneusten „High-Tech"-Tropfen auf dem Markt. Dennoch ich komme mit Ihnen am besten klar.

Hylo Protect hilft mir gut, wenn die Augen mal brennen. Visine wende ich an, wenn ich das Gefühl haben sollte die Augenlider kleben auf den Augen und es ist insgesamt zu wenig Flüssigkeit da. Remogen Omega 3 ist der Allrounder, wenn sich mal alles nicht so top ist (Brennen und stärkeres Trockenheitsgefühl zusammen).

Noch seltener als Augentropfen verwende ich das Augenspray Tears Again Sensitive. Das Spray hat mir eigentlich immer ganz gut gefallen, aber zuletzt habe ich meine Vorräte, weil meine Beschwerden einfach weniger geworden sind nicht mehr aufgefüllt.

• „Augenbaden":

Wenn Ihre Augen mal wieder richtig stark Brennen sollten oder sich gerade einfach nur müde anfühlen, lassen sich bei geschlossenen Augen kaltes Wasser über die Lider laufen. Es ist eine Wohltat und regt die Meibomdrüsen an. Manchmal wird auch das „Abspülen" mit lauwarmen Wasser empfohlen. Probieren Sie hier einfach aus, was Ihnen gut tut und wiederholen Sie das „Augenkneipen" ruhig mehrmals täglich.

• Psychische Faktoren:

In Dale Carnegies Buch über das Entspannen „Sorge dich nicht - Lebe!" habe ich einige sehr wichtig Lektionen über seelische und körperliche Anspannung gelernt. Ich kann diese Buch nur jedem wärmstens empfehlen!

So heißt es in einer Passage des Buches „... Aber das wichtigste Organ sind die Augen. Dr. Edmund Jacobson von der Universität von Chicago ging sogar soweit, zu behaupten, dass man all seine Probleme vergessen könne, wenn man gelernt habe, seine Augenmuskeln völlig zu entspannen. Der Grund, warum die Augenmuskeln für den Abbau nervöser Spannungen so wichtig sind, liegt darin, dass sie ein Viertel der vom Körper verbrauchten Nervenenergie verbrennen. Deshalb leiden auch so viele Menschen mit vollkommen normaler Sehkraft an Augenbrennen. Sie spannen Ihre Augen zu sehr an."

Sie werden jetzt vermutlich entgegen wollen, was dies für ein esoterischer Quatsch ist. Auch könnten Sie entgegenhalten, dass bei Ihnen doch klar ein trockenes Auge diagnostiziert worden ist.

Was ich jedoch sagen will ist, dass unsere Gedanken unsere körperliche Gesundheit massiv beeinflussen können. Sie sollten deshalb beim einem trockenen Auge unbedingt überprüfen, ob es im privaten oder beruflichen Umfeld etwas gibt, was Sie beunruhigt, nervös macht oder sogar Angst auslöst. Gehen Sie dieser Sache auf den Grund und schauen Sie, was dies mit Ihren Augen macht.

Meiner Erfahrung zeigt, dass eine entspanntere Haltung der Krankheit gegenüber häufig für eine Besserung der Symptome sorgt. Auch die Forschung kann zum Teil belegen, dass Stress ein trockenes Auge fördert (ein Artikel dazu unter: https://www.medical-tribune.de/medizin-und-forschung/artikel/stress-foerdert-glaukome-myopie-und-keratoconjunctivitis-sicca/)

Falls Sie Beunruhigung, Nervosität oder Angst selbst nicht lösen können:

Erlernen Sie eine Entspannungsmethode z.B. Autogenes Training oder Meditation. Viele Krankenkassen bezuschussen solche Kurse oder übernehmen diese sogar ganz. Es gibt auch viele Apps oder Podcasts, die beim Erlernen helfen könne. Ich versuche täglich Autogenes Training zu machen. Es hilft mir auch bei meinen Augen.

Sprechen Sie mit Ihrem Hausarzt. Sagen Sie ihm, dass Sie das trockene Auge stark belastet. Er kann Sie zur Abklärung (sog. probatorische Sitzungen) zu einem Psychotherapeuten überweisen. Ein Gespräch mit einem Psychotherapeuten kann insbesondere dann Sinn machen, wenn keine der bisher genannten Behandlungsmethoden Erfolg zeigt.

Befassen Sie sich nicht den ganzen Tag mit Ihren Augen. Tun Sie lieber etwas Sinnvolles, um sich abzulenken. Falls Sie keinen Film schauen oder mit dem Tablet im Internet surfen können, weil dies Ihre Symptome noch verstärken würde, gehen Sie Spazieren oder Joggen, ordnen Sie Ihre Finanzen, misten Sie aus oder backen etwas schönes. Für manch einen ist Basteln oder Handwerken die richtige Ablenkung.

Egal, was sie tun, vermeiden Sie, dass sich der ganze Tag nur um Ihre Augen dreht. Ich denke dies wird Ihnen zumindest ein wenig helfen.

• Zeit:

Die Zeit heilt alle Wunden. Abgedroschene Phrase?

Ich finde nicht. Eingangs habe ich erwähnt, dass mein trockenes Auge vermutlich durch das Aknemittel Isotretinoin (mit-) ausgelöst wurde. Die Einnahme ist mittlerweile mehr als 7 Jahre her. Möglicherweise lässt die einschlagende Wirkung des Medikaments mittlerweile einfach ein bisschen nach und die Nebenwirkungen gehen zurück.

Ggf. übernehmen auch irgendwelche Selbstheilungskräfte mittlerweile das Ruder oder meine Verbesserungen sind nur auf die oben beschriebene Behandlungskombination zurückzuführen. Mir sagte einmal ein Professor an der Uniaugenklinik in Düsseldorf: „Auch bei Medikamenten ist selten etwas für immer." So what? Wenn Ihr trockenes Auge also durch Medikamente ausgelöst ist: es gibt auch hier Hoffnung!

• Was halte ich weiterhin für wichtig, um das trockene Auge in den Griff zu bekommen?

Klären Sie unbedingt bei einem auf das trockene Auge spezialisierten Augenarzt, welche Form des trockenen Auges Sie haben! Es nützt auch nichts einfach irgendwelche Augen-tropfen zu nehmen. Lassen Sie feststellen, ob Ihre wässrige, schleimige oder fetthaltige Schicht gestört ist. Nehmen Sie weite Wege auf sich um sich von den Experten auf dem Gebiet des trockenen Auges behandeln zu lassen. Leider haben viele Augenärzte „um die Ecke" nicht das entsprechende Equipment und die Fachkenntnis Ihr trockenes Auge zu behandeln.

Grunderkrankungen als Ursache für das trockene Auge ausschließen:

- Rosazea
- Diabetes
- Rheuma
- Allergien

Achten Sie auf die Ernährung!

Über gesunde Ernährung beim trockenen Auge kann man ein eigenes Buch schreiben. Das werde ich tun! Behalte hierfür einfach meine Facebook-Seite im Blick.

Trinken, Trinken, Trinken!

Ich knalle mir täglich morgens nach dem Aufstehen mindestens erst einmal 0,75 Liter Wasser rein. Dies hilft nicht nur beim Wachwerden. Auch hab ich tagsüber immer meine Wasserflasche dabei und trinke um die 3 - 4 Liter. Manch einer wird sich vielleicht fragen, wie das gegen eine gestörte Lipidschicht helfen soll. Kann ich nicht sagen, aber mir hilft viel trinken aulch gegen Müdigkeit. Müdigkeit wirkt sich meines Erachtens negativ auf den Zustand des Auges aus.

So viel von mir. Zum Abschluss ein kleiner Ausblick, was zukünftig bei trockenen Augen helfen könnte.

9. Ausblick

Da weltweit, insbesondere in den westlichen Industrieländern, so viele Menschen unter trockenen Augen leiden, stecken die Pharmaunternehmen viel Geld in die weitere Erforschung der Ursachen und in die Entwicklung neuer Methoden und Wirkstoffe zur Bekämpfung von trockenen Augen.

Einige aktuelle Entwicklungen sind:

- Australischen Forschern ist vor kurzem ein großer Schritt zum weiteren Verständnis des Tränenfilms gelungen. Sie haben die genaue Zusammensetzung der Lipide des Tränenfilms auf Molekularebene zu entschlüsseln. Unter Umständen können hieraus in nähere Zukunft effektivere Behandlungsmethoden für das trockene Auge entstehen (hier ein Artikel dazu: https://www.aerztezeitung.de/medizin/krankheiten/augenkrankheiten/article/970695/kuenstliche-traenenfluessigkeit-bleibt-bald-kein-auge-trocken-dank-lipidforschung.html)

- Das Unternehmen Novartis hat im Januar 2019 einen neuen Tropfen auf dem deutschen Markt gebracht. Systane Balance Complete soll alle drei Schichten des Tränenfilms effektiv schützen. In den USA ist der Tropfen bereits erhältlich. Die Erfahrungen der englischsprachigen Community mit den Tropfen scheinen gemischt zu sein. Sicher kann es nicht schaden den Tropfen in unkonservierter Form einmal auszuprobieren (hier ein Bericht über den Tropfen: http://www.krankenpflege-journal.com/ophthalmologie/10417-systane-complete-bei-trockenen-augen-verschiedene-ursachen-eine-loesung.html)

- Eine neuere US-Studie hat im Jahr 2018 herausgefunden, dass Menschen mit trockenen Augen häufig eine erhöhter Anzahl sogenannter Neutrophile im Tränenfilm haben. Neutrophile sammeln sich während des Schlafs in der Tränenflüssigkeit an und wirken so Entzündungen im Auge entgegen. Sobald die Augen wieder geöffnet werden verschwinden diese Immunzellen wieder aus der Tränenflüssigkeit. Bei Menschen mit trockenen Augen ist das wohl in manchen Fällen nicht so. Möglicherweise kann diese Erkenntnis helfen neue und effektivere Behandlungsmöglichkeiten für das trockene Auge zu finden (hier ein Bericht: https://www.aponet.de/aktuelles/forschung/20180727-immunreaktion-koennte-fuertrockene-augen-sorgen.html

- Neuere Forschungen haben teilweise auch die Auswirkungen von Stress auf das trockene Auge untersucht. In meinen Augen liegt hier noch einiges an Potential. Ich merke, dass Symptome des trockenen Auges stärker werden bzw. ich sie stärker wahrnehmen, sobald ich unter Druck oder Anspannung stehe.

- Derzeit ist in den USA ein Augentropfen mit dem Wirkstoff Lacritin in klinischen Studien in der Erprobung. Er soll vor allem Patienten mit dem Sjögren-Syndrom helfen. Lacritin ist ein Protein, das, wie eine Art Botenstoff, Signale an die Tränendrüse sendet mehr Tränenflüssigkeit zu produzieren. Lacritin scheint bei Menschen mit trockenen Augen Mangelware zu sein. Einige Teilnehmer der Studien haben in Foren und Facebookgruppen berichtet, dass sie mittlerweile beschwerdefrei sind.

Die größeren Uniaugenkliniken in Deutschland bieten bei einem trockenen Auge immer mal wieder die Teilnahme an Studien zur Erprobung innovativer Behandlungsmethoden. Es bietet sich bei Interesse an einer Studienteilnahme an, regelmäßig den Kontakt zu den Uniaugenkliniken zu suchen. Häufig kann man telefonisch oder per E-Mail in Erfahrung bringen, ob aktuell Studien zur Behandlung des trockenen Auges laufen. Manche Kliniken haben eine eigene Stelle für die Koordination der Studien eingerichtet so z.B. die Uniklinik Köln.

Ich bin wahrlich kein Verschwörungstheoretiker, aber kritisch ist insgesamt zu sehen, dass viele Pharmaunternehmen in erster Linie an der Maximierung des eigenen Profits interessiert sind. Dies bedeutet für mich: Selbst, wenn eine Firma das Wundermittel gegen trockene Augen findet, welches Interesse hat sie dieses Mittel zu einem bezahlbaren Preis anzubieten? Bei einem Präparat, dass dauerhaft angewandt werden muss, sehe ich das Dilemma zumindest ein wenig entschärft. Der Kunde mit trockenem Auge bleibt Dauerabonnent und kauft das Präparat in regelmäßigen Abständen. Wie sieht es aber aus, falls eine einmalige Behandlung in naher Zukunft die Heilung von trockenen Augen versprechen kann?

Trotz dieser Bedenken fällt mein Fazit für die zukünftige Behandlung des trockenen Auges positiv aus. Wenn man recherchiert merkt man, dass bereits in den letzten Jahren unglaublich viele Fortschritte bei der Diagnostik und Behandlung gemacht worden sind. Neuartige Methoden wie BlephEx, LipiFlow und IPL stehen mittlerweile zur Verfügung. Ich gehe davon aus, dass es in den kommenden fünf Jahren weitere große Fortschritte bei der Behandlung des trockenen Auges geben wird.

Eine tolle Entwicklung ist meiner Meinung nach auch, dass sich viele Betroffene mittlerweile über Foren oder Facebook-Gruppen zu großen Communitys zusammengeschlossen haben, um sich gegenseitig auszutauschen, zu motivieren und zu helfen.

10. Anhang

Hilfreiche Links, Videos, Bücher und andere Dokumente

Youtube:

Tears4YouOrg (Kanal)

Websites:

https://www.icom-medical.de/upload/15323762-Trockene-Auge---Diagnostik-und-Klassifikation.pdf
www.augeninfo.de
www.dog.org
augenforum.org
https://www.kmt-trockene-augen.de
www.eyeglass24.de
Das-trockene-Auge.info
https://www.fn-trockene-augen.de
www.geromayer.de
https://www.eyeglass24.de/blog/gesundheit/trockene-augen-xii/

Facebook-Gruppen:

Trockene Augen Gruppe (Sicca, Blepharitis, Sjögren, MGD, Rosacea, andere)
Dry Eye Syndrome Support (Achtung: viel Werbung in eigener Sache und für eigene Produkte)
Trockene Augen/Sicca Syndrom-Deutschland (Sjögren-Syndrom/Blepharitis)
DryEyeTalk (leider auch häufiger Werbung)
Isotretinoin-induced MGD

Dokumente:

http://www.uniklinik-duesseldorf.de/fileadmin/Datenpool/einrichtungen/augenklinik_id15/dateien/lidrandhygiene.pdf

https://www.dog.org/wp-content/uploads/2009/09/Leitlinie-Nr.-11Trockenes-Auge-_Sicca-Syndrom_-und-Blepharitis.pdf

http://www.augenklinik.uk-erlangen.de/fileadmin/einrichtungen/augenklinik/bilder/Universitätsmedizin/trockenes_Auge/Trnenersatzmittel.pdf

Hilfreiche Seiten:

http://www.dryeyezone.com/talk/blog.php?do=list&m=5&y=2008&d=7i
http://www.das-trockene-auge.info/2011/09/die-rolle-von-demodexmilben-bei-der.html

Hilfreiche Publizierungen:

http://www.tearfilm.org/dewsreport_German/pdfs/Management%20und%20Therapie%20des%20Trockenen%20Auges.pdf

https://www.aerzteblatt.de/archiv/167463/Pathophysiologie-Diagnostik-und-Therapie-des-trockenen-Auges

http://www.konzept-wohnideen.de/download

https://www.sjoegren-erkrankung.de/images/stories/berichte/sjoegren_tage/2013_hannover/brewitt-MHH-Sjögren-Tag.pdf/Brewitt-MHH-Sjögren-Tag.pdf

http://www.pm-support.de/dateien/2vvbf.pdf

https://docserv.uni-duesseldorf.de/servlets/DerivateServlet/Derivate-47424/diss_koenig.pdf

10.2 Ärzteliste

Die nachfolgende Liste auf das trockene Auge spezialisierte Augenärzte habe ich nach bestem Wissen und Gewissen erstellt. Es ist jedoch nicht auszuschließen, dass manche Leistung beim jeweiligen Arzt nicht mehr angeboten wird, weitere Leistungen angeboten werden oder die Praxis mittlerweile geschlossen ist.

Über entsprechende Hinweise per E-Mail an (tim892002@googlemail.com) bin ich sehr dankbar.

Ich gehe bei der Liste weiterhin davon aus, dass jeder Augenarzt in Deutschland in der Lage sein wird das trockene Augen mit Tränenersatzmitteln oder bei entsprechender Diagnose auch mit Antibiotika zu behandeln. Deshalb werden dies Therapiemethoden in der Liste nicht extra erwähnt. Gleiche gilt für andere in diesem Buch genannte sehr spezielle Behandlungsmethoden, bei denen häufig gar nicht bekannt ist, wer sie überhaupt im Repertoire hat.

PLZ	Ort	Klinik / Praxisname	Arztname	Leistungen	Website
0 4107	Leipzig	Smiles Eyes Augen + Laserzentrum Leipzig		BlephEx IPL Mechanische Expression Meibographie TearLab	https://www.smileeyes.de/leipzig/
10117	Berlin	Sehkraft		IPL (E-Eye)	www.sehkraft.de
14467	Potsdam	Potsdamer Augenklinik im Graefe-Haus		IPL Lipiflow Lipiview Meibographie Punctum Plugs	https://www.augenklinik-potsdam.de/index.php/de/
21029	Hamburg	Augenärzte am Weidensbaumweg		Sicca-Sprechstunde TearLab	www.augen-abc.de
22083	Hamburg	Trockenes Auge Zentrum Hamburg	Dr. Asadi	BlephEx Mechanische Expression Meibographie Lipiview Punctum Plugs Sklerallinsen Sondierung	www.tadz.de

PLZ	Ort	Klinik / Praxisname	Arztname	Leistungen	Website
24105	Kiel	Nordblick Augenzentrum Kiel		BlephEx IPL Meibographie Lipiview Sondierung TearLab	www.nordblick.de
27568	Bremerhaven	Alpha Vision Augenzentrum - Praxis „Alte Bürger"		Blephex	https:// alphavision.care
35392	Gießen	Universitätsaugenklinik Gießen und Marburg		Eigenserum-Augentropfen	https:// www.ukgm.de/ ugm_2/deu/ ugi_tra/31475.html
36037	Fulda		Dr. Handzel	Mechanische Expression Meibographie Sondierung	www.augenaerzte-fulda.de
40255	Düsseldorf	Uniaugenklinik Düsseldorf	Prof. Geerling Prof. Knop	BlephEx Ciclosporin A (Ikervis) Eigenserum-augentropfen IPL LipiFlow Meibographie Lipiview Sondierung Studien TearLab	www.uniklinik-duesseldorf.de
44139	Dortmund	DOmed Augenklinik		BlephEx IPL (E-Eye) LipiFlow LipiView TearLab	www.domed.org
47798	Krefeld	Sehkraft		IPL (E-Eye)	www.sehkraft.de

PLZ	Ort	Klinik / Praxisname	Arztname	Leistungen	Website
48683	Aahaus	Augen-Zentrum Nordwest		LipiFlow Lipiview	https://www.augen-zentrum-nordwest.de
50667	Köln	Sehkraft		IPL (E-Eye)	www.sehkraft.de
50735	Köln	Lidmed	Dr. Aral	Mechanische Expression	www.lidmed.de
50937	Köln	Uniklinik Köln		Ikervis Punctum Plugs Sondierung Studien (Telefonkontakt +492214784308)	https://augenklinik.uk-koeln.de
53127	Bonn	Uniklinik Bonn		Sicca-Sprechstunde	
55131	Mainz	Uniaugenklinik Mainz		Eigenserumaugentropfen	http://www.unimedizin-mainz.de
67549	Worms		Dr. Ehrlich-Treuenstätt	BlephEx Meibographie TearLab	www.augenarztpraxis-worms.de
68526	Ladenburg		Dr. Bültmann	Punctum Plugs Sondierung	www.bueltmann.eu
69120	Heidelberg	Uniklinik Heidelberg		Ikervis Punctum Plugs Sicca-Sprechstunde	www.klinikum.uni-heidelberg.de
69121	Heidelberg		Dr. Kärcher	LipiFlow LipiView TearLab	www.meibomius.de
71229	Leonberg		Dr. Bányai	IPL (E-Eye)	www.neue-augen.de
80333	München	Prof. Dr. Anselm Kampik & Kollegen	Prof. Dr. Elisabeth M. Messmer	LipiView	http://www.profkampik-muenchen.de

PLZ	Ort	Klinik / Praxisname	Arztname	Leistungen	Website
80539	München	LMU München	Prof Dr. Elisabeth M. Messmer		http://www.klinikum.uni-muenchen.de/Augenklinik-und-Poliklinik/de/Schwerpunkte/Sicca/index.html
81675	München		Dr. Amir Mobarez Parasta	IPL (Lumenis) Mechanische Expression	www.augenzentrum.net
91012	Erlangen	Universitätsaugenklinik Erlangen		Eigenserum-augentropfen Sicca-Sprechstunde	http://www.augenklinik.uk-erlangen.de/universitaetsmedizin/trockenes-auge/

10.3 Vordruck Blephasteam Wärmebrille

Zur Vorlage bei der Krankenkasse

[Ort, Datum]

Sehr geehrte Damen und Herren,

die Patientin/der Patient   leidet seit   an einer stark ausgeprägten Keratokonjunktivitis Sicca als Folge einer chronischen Blepharitis mit Funktionsminderung der Meibom-Drüsen.

Wir haben dem Patienten eine mehrwöchige Behandlung mit der Blephasteam-Wärmebrille empfohlen, um eine objektive und subjektive Befundbesserung mit einhergehender Verbesserung der Lebensqualität zu erzielen.

Ohne diese Therapie erwarten wir ein Voranschreiten der Symptomatik mit möglicherweise begleitenden Hornhauterosionen, chronischen Infektionen und Entzündungen, weiterem Visusverlust mit Beeinträchtigung der Lebensqualität und möglichen Auswirkungen auf die Arbeitsfähigkeit der Patientin/des Patienten.

Um das Voranschreiten der Erkrankung aufzuhalten, bitten wir hiermit um Übernahme der Kosten in Höhe von einmalig   € (Gerät) und   € Einlageringe für ca. 1,5 Monate.

Hiermit bestätigen wir ausdrücklich, dass es sich bei der Erkrankung um eine chronische Erkrankung handelt, die durch eine Störung der Meibom-Drüsen und damit erhöhter Verdunstung der Tränenflüssigkeit hervorgerufen wird.

Wird das Auge nicht behandelt, ist davon auszugehen, dass es zu weiterer Sehverschlechterung und einer Zunahme der Beschwerden kommen wird.

(Unterschrift/Praxisstempel)

Anlagen:

- Produktbeschreibung   (hier   herunterladen: https://www.theapharma.de/fileadmin/user_upload/pdf/Patienteninformation_Blephasteam.pdf)

- ggf. weitere Befunde / ärztliche Berichte

10.4 Literaturverzeichnis

Anonymous

The definition and classification of dry eye disease: report of the Definition and Classification Subcommittee of the International Dry Eye WorkShop (2007). Ocul Surf 2007 5:75–92

Arbeitskreis Omega 3 e.V.

Zufuhr an Omega-3-Fettsäuren über Fisch völlig unzureichend, 03.06.2008, URL: http://www.ak-omega-3.de/presse/fachmedien/zufuhr-omega-3-fettsaeuren-ueber-fisch-voellig-unzureichend, Abruf am 28.02.2019

Arita R; Ipoh K; Inoue K; et al.

Contact lens wear is associated with decrease of meibomian glands. Ophthalmology 2009116:379–384

Berufsverband der Augenärzte Deutschland e.V. (Hrsg.)

Informationen für Sie: Das trockene Auge - eine ernstzunehmende Krankheit, 2017

Pressemitteilung - Mehr als lästig: Pollen und Feinstaub, 02.06.2012, URL: http://cms.augeninfo.de/hauptmenu/presse/aktuelle-presseinfo/pressemitteilung/article/mehr-als-laestig-pollen-und-feinstaub.html, Abruf am 19.02.2019

Berufsverband der Augenärzte Deutschland e.V. (Hrsg.); Deutsche Opththalmologische Gesellschaft

Leitlinie Nr. 11, "Trockenes Auge" (Sicca-Syndrom) und Blepharitis; Stand November 2015

Bundesinstitut für Risikobewertung (Hrsg.)

Stellungnahme Nr. 030/2009 vom 26.05.2009

Bhargava R; Kumar P; Phogat H; Kaur A; Kumar M;

Oral omega-3 fatty acids treatment in computer vision syndrome related dry eye. Cont Lens Anterior Eye. 2015 Jun;38(3):206-10

Demiryay E; Yaylalji V; Cetin EN; Yildirim C

Effects of topical cyclosporine a plus artificial tears versus artificial tears treatment on conjunctival goblet cell density in dysfunctional tear syndrome. Eye Contact Lens 2011; 37: 312–5

Connor, CG; Choat, C; Narayanan, S; Kyser, K; Rosenberg, B; Mulder, D

Clinical Effectiveness of Lid Debridement with BlephEx Treatment; URL: https://www.bon.de/index.php/fileuploader_fe/download/download/?d=1&file=custom/upload/File-1465892003.pdf, Abruf am 06.05.2019

Coursey, TG; Paiva CS

Managing Sjögren's Syndrome and non-Sjögren Syndrome dry eye with anti-inflammatory therapy. Clinical Ophthalmology 2014; 8: 1447 - 1458

Deutsches Ärzteblatt (Hrsg.)

Xerophthalmie: Wie ein Antibiotikum die Augen befeuchtet, 27.12.2013, URL: https://www.aerzteblatt.de/nachrichten/57063/Xerophthalmie-Wie-ein-Antibiotikum-die-Augen-befeuchtet, Abruf am 28.02.2019

Deutsche Opththalmologische Gesellschaft (Hrsg.)

Pressemitteilung - Vorsicht mit Augentropfen: Konservierungsmittel können zum Trockenen Auge führen, Januar 2013, URL: https://www.bundesverband-glaukom.de/index.php?menuid=3&reporeid=101 ,Abruf am 19.02.2019

Ding J.; Kam W.R.; Dieckow J.; Sullivan D.A.;

The influence of 13-cis retinoic acid on human meibomian gland epithelial cells. Invest Ophthalmol Vis Sci. 2013 26;54(6):4341–4350

Epitropoulus, AT;

BlephEx - A Retrospective Analysis of Data Pre and Post Treatment , URL: http://www.bon.de/fileuploader_fe/download/download/?d=1&file=custom%2Fupload%2FFile-1478003729.pdf, Abruf am 06.05.2019

Epitropoulos, AT; Donnenfeld, ED; Shah, ZA; Holland EJ; et al.

Effect of Oral Re-esterified Omega-3 Nutritional Supplementation on Dry Eyes. Cornea 2016 Sep; 35 (9)

Ernst, E

Acupuncture – a critical analysis. Journal of Internal Medicine 2006; 259, Nr. S. 125–137

Eule, Corinna

Der Tränenfilm - Überlebensfaktor für das Auge. kleintier konkret 10 (2007), Heft 1, S. 14–18

Fonn D; Situ, P; Simpson T

Hydrogel lens dehydration and subjective comfort and dryness ratings in symptomatic and asymptomatic contact lens wearers. Optom Vis Sci. 1999; 76:700–704

Geerling, G.; Hartwig D.

Autologe Serum-Augentropfen zur Therapie der Augenoberfläche Eine Übersicht zur Wirksamkeit und Empfehlungen zur Anwendung. Der Ophthalmologe, Dezember 2002, Volume 99, Issue 12, pp 949-959

Greiner, JV

A single LipiFlow® Thermal Pulsation System treatment improves meibomian gland function and reduces dry eye symptoms for 9 months. Current Eye Research Apr. 2012, 37(4):272-8

Groth, AK; Kokinopolus, NS; Schargus, M; Schrader, S; Geerling, G

Meibomdrüsendysfunktion: BlephEx® – kleiner Schwamm, große Wirkung?! Verein Rheinisch-Westfälischer Augenärzte. 179. Versammlung des Vereins Rheinisch-Westfälischer Augenärzte. Essen, 03.-04.02.2017. Düsseldorf: German Medical Science GMS Publishing House; 2017

Guillon M; Cooper M; Marissa C; Girard-Claudon K

Dry eye symptomatology of contact lens wearers and nonwearers. Adv Exp Med Biol. 2002;506(Pt B):945-9

Handzel, DM; Briesen S; Aral, H

Veränderungen im ocular Surface Disease Index (oSDI) durch intraduktale Sondierung der Meibom-Drüsen. 110. Jahrestagung der Deutschen ophthalmologischen Gesellschaft DoG 2011, (www.abstracts.dog.org/abstracts/abstract.html?id=520);

Handzel, DM; Meyer, CH; Sekundo, W

Expression des Meibom-Sekrets bei obstruktiver Dysfunktion - Manuelle, mechanische und automatisierte Alternativen. Aktuelle Kontaktologie 06/2013, 9. Jahrgang, 21. Heft, S. 5 u. 6

Huber-v. d. Velden, KK; Thieme, H.; Eichhorn M.

Morphologische Veränderungen durch Konservierungsmittel in Augentropfen Der Opththalmologe 11/2012, 109: 1077

Heiligenhaus A; Koch, JM; Kruse, FE; Schwarz C; Waubke, TN

Diagnostik und Differenzierung von Benetzungsstörungen [Diagnosis and differentiation of dry eye disorders]. Der Ophthalmologe 1995, 92, S. 6-11

Heiligenhaus A; Koch, JM; Kruse, FE; Kemper, D; Waubke, TN

Therapie von Benetzungsstörungen. Klinisches Monatsblatt Augenheilkunde 1994, 204, S.162-168

Ibrahim MAA; Elwan WM

Role of topical dehydroepiandrosterone in ameliorating isotretinoin-induced Meibomian gland dysfunction in adult male albino rat. Annals of Annatomy 2017 May; 211: 78 - 87

Järvinen, RL; Larmo, PS; Setälä, NL; Yang, B; Engblom, JR; Viitanen, MH; Kallio, HP

Effects of oral sea buckthorn oil on tear film Fatty acids in individuals with dry eye. Cornea 2011 Sep.; 30(9):1013-9

Kampik, A; Grehn F (Hrsg.)

Augenärztliche Therapie, 1. Auflage, Georg Thieme Verlag, Stuttgart 2002

Khaireddin, R

Trockenes Auge bei Kontaktlinsenträgern: Aktuelle Studienergebnisse und ihre praktische Umsetzung, Der Ophthalmologe 6/2013

König, Claudia

Einfluss des Atrophiegrades der Meibomdrüsen auf den Therapieerfolg einer automatisierten thermodynamischen Behandlung, Dissertation, Universität Düsseldorf, 2017

Lane SS; DuBiner HB; et al.

A new system, the LipiFlow, for the treatment of meibomian gland dysfunction. Cornea 2012 Apr.; 31(4):396-404

Liu J; Sheha H; Tseng SC

Pathogenic role of Demodex mites in blepharitis. Curr Opin Allergy Clin Immunol. 2010 October ; 10(5): 505–510.

Marsh P; Pflugfelder SC

Topical nonpreserved methylprednisolone therapy for keratoconjunctivitis sicca in Sjogren syndrome. Ophthalmology 1999; 106: 811–6

Mathers WD; Shields WJ; Sachdev MS; et al.

Meibomian gland morphology and tear osmolarity changes with Acutane therapy. Cornea 1991, 10, 286-90

Maskin, SL

Intraductal Meibomian Gland Probing Relieves Symptoms of obstructive Meibomian Gland Dysfunction. Cornea 2010 Oct; 29(10): 1145-52

Messmer EM:

The pathophysiology, diagnosis and treatment of dry eye disease. Dtsch Ärzteblatt Int 2015; 112: 71–82

Meyer, Ernst-Albert

Das trockene Auge - Die Lipidschicht wird geschädigt, Pharmazeutische Zeitung 06/2010,

Nepp, J; Derbolav A;Haslinger-Akramian, J;Mudrich, CSchauersberger, JWedrich, A

Effect of acupuncture in keratoconjunctivitis sicca. Klinisches Monatsblatt Augenheilkunde 1999 Oct;215(4):228-32.

Ney, Ruth

Richtig Tropfen - da bleibt kein Augen trocken, Ärzte Zeitung Online, 08.09.2011, URL: https://www.aerztezeitung.de/medizin/fachbereiche/allgemeinmedizin/article/667955/richtig-tropfen-bleibt-kein-auge-trocken.html, Abruf am: 20.02.2019

Nichols JJ; Ziegler C, Mitchell GL; et al.

Self-reported dry eye disease across refractive modalities. Invest Opththalmol Vis Sci 2005 46:1911–1914

Pearce E.I.; Archer C.V.; McWilliams M.A.; Tomlinson A.; Fuller J.R.

Effects of Novel Eye Warming Goggles on the Tear Film. Investigative Investigative Ophthalmology & Visual Science May 2006, Vol.47, 5601

Pflugfelder SC; Maskin SL; Anderson B

A randomized, double-masked, placebo-controlled, multicenter comparison of loteprednol etabonate ophthalmic suspension, 0.5%, and placebo for treatment of keratoconjunctivitis sicca in patients with delayed tear clearance. Am J Ophthalmol 2004; 138: 444–57

Pues, Marina

Trockenes Auge unterschätzt und verharmlost, Pharmazeutische Zeitung 03/2012, Online verfügbar unter: https://www.pharmazeutische-zeitung.de/ausgabe-032012/unterschaetzt-und-verharmlost/, Stand: 09.02.2012

Pult H; Riede-Pult BH; Purslow C

A comparison of an eyelid-warming device to traditional compress therapy. Optom Vis Sci. 2012 Jul;89(7):E1035-41

Rais, Mona

Harte Arbeit für die Augen, Pharmazeutische Zeitung 36/2007, Online verfügbar unter: https://www.pharmazeutische-zeitung.de/ausgabe-362007/harte-arbeit-fuer-die-augen/

Rudolph, Klaus

Trockene Augen - wie kann die Apotheke helfen?. PZ Prisma 2016; 23: 1-7

Schiffman RM; Bradford R; Bunnel B; et al.

A multicenter, double-masked, randomized, vehicle-controlled, parallel-group randomized, vehicle-controlled, parallel-group study to evaluate the safety and efficacy of testosterone ophthalmic solution in patients with meibomian gland dysfunction. Investigative Ophthalmology & Visual Science May 2006, Vol.47, 5608

Schüler, Brigitte

Selbsthilfe bei trockenen Augen

Sheppard, JD; Singh R; McClellan, AJ

Long-term Supplementation With n-6 and n-3 PUFAs Improves Moderate-to-Severe Keratoconjunctivitis Sicca: A Randomized Double-Blind Clinical Trial. Cornea 2013 Oct; 32(10): 1297 - 304

Sims HS; Petznick A; Barbier S; Tan JH; Acharya UR; Yeo S; Tong L

A Randomized, Controlled Treatment Trial of Eyelid-Warming Therapies in Meibomian Gland Dysfunction. Ophthalmol Ther. 2014 Dec;3(1-2):37-48

Spiteri A; Mitra M; Menon G; Casini A; Adams D; Ricketts C; Hickling P; Fuller ET; Fuller JR

Tear lipid layer thickness and ocular comfort with a novel device in dry eye patients with and without Sjögren's syndrome. J Fr Ophtalmol. 2007 Apr; 30(4):357-64.

Straub M; Brot AM; et al.

Long-term outcome after topical ciclosporin in severe dry eye disease with a 10-year-follow-up. British Journal of Ophthalmology. 2016 Nov.; 100 (11): 1547-1550

Toyos R

Intense Pulse Light: For Treating Dry Eye - Review of Ophthalmology 2010 and Glaucoma Today 2016, Abgerufen am 11.03.2019 unter: http://www.toyosclinic.com/procedures/dry-eye-syndrome/toyos-optimum-ipl-dry-eyes

Toyos R; McGill W; et al.

Intense Pulsed Light Treatment for Dry Eye Disease Due to Meibomian Gland Dysfunction; A 3-Year Retrospective Study. Photomedicine Laser and Surgent 2015 Jan.; 33(1):41-6

Vadic C; Holden BA; Sweeney DF, Cornish RM

The frequency of ocular symptoms during spectacle and daily soft and rigid contact lens wear. Optom Vis Sci 1999;76; 705-71

Unbekannt

US-Studie: Nicht mit Kontaktlinsen schlafen!, Ärzte Zeitung Online, 21.12.2018, URL: https://www.aerztezeitung.de/medizin/krankheiten/augenkrankheiten/article/978756/us-studie-nicht-kontaktlinsen-schlafen.html, Abruf am 19.02.2019

Unbekannt

Lebensmittel Omega-3-Fettsäuren, URL: http://www.vitalstoff-lexikon.de/fettsaeuren/Omega-3-Fettsaeuren/Lebensmittel.html, Abruf am 28.02.2019

Winkeljann B, Balzer BN; Lieleg O

Mucin coatings prevent tissue damage at the cornea-contact lens-interface Advanced Materials Interfaces, Juli 2017

Wolf, Elke

Das Auge sieht rot, Pharmazeutische Zeitung 18/2008, Online verfügbar unter: https://www.pharmazeutische-zeitung.de/ausgabe-182008/das-auge-sieht-rot/, Stand: 09.02.2019

Worda C, Nepp J, Huber JC, Sator MO

Treatment of keratoconjunctivitis sicca with topical androgen. Maturitas 2001;37:209-12 (CS3)

Yoo, SE; Lee, DC, Chang, MH

The Effect of Low-Dose Doxycycline Therapy in Chronic Meibomian Gland Dysfunction. Korean J Ophthalmol 2005 Dec, 19(4):258-63